Viola Wellsow

Volkskrankheit Depression

Kann Sport Medikamente ersetzen?

Bachelor + Master
Publishing

**Wellsow, Viola: Volkskrankheit Depression: Kann Sport Medikamente ersetzen?,
Hamburg, Diplomica Verlag GmbH 2012**

Originaltitel der Abschlussarbeit: Depressionen und Sporttherapie - Welchen Anteil hat die Sporttherapie auf den Therapieerfolg?

ISBN: 978-3-86341-214-2
Druck: Bachelor + Master Publishing, ein Imprint der Diplomica® Verlag GmbH, Hamburg, 2012
Zugl. Universität Paderborn, Paderborn,, Deutschland, Bachelorarbeit, 2009

Bibliografische Information der Deutschen Nationalbibliothek:
Die Deutsche Nationalbibliothek verzeichnet diese Publikation in der Deutschen Nationalbibliografie; detaillierte bibliografische Daten sind im Internet über http://dnb.d-nb.de abrufbar.

Die digitale Ausgabe (eBook-Ausgabe) dieses Titels trägt die ISBN 978-3-86341-714-7 und kann über den Handel oder den Verlag bezogen werden.

Dieses Werk ist urheberrechtlich geschützt. Die dadurch begründeten Rechte, insbesondere die der Übersetzung, des Nachdrucks, des Vortrags, der Entnahme von Abbildungen und Tabellen, der Funksendung, der Mikroverfilmung oder der Vervielfältigung auf anderen Wegen und der Speicherung in Datenverarbeitungsanlagen, bleiben, auch bei nur auszugsweiser Verwertung, vorbehalten. Eine Vervielfältigung dieses Werkes oder von Teilen dieses Werkes ist auch im Einzelfall nur in den Grenzen der gesetzlichen Bestimmungen des Urheberrechtsgesetzes der Bundesrepublik Deutschland in der jeweils geltenden Fassung zulässig. Sie ist grundsätzlich vergütungspflichtig. Zuwiderhandlungen unterliegen den Strafbestimmungen des Urheberrechtes.

Die Wiedergabe von Gebrauchsnamen, Handelsnamen, Warenbezeichnungen usw. in diesem Werk berechtigt auch ohne besondere Kennzeichnung nicht zu der Annahme, dass solche Namen im Sinne der Warenzeichen- und Markenschutz-Gesetzgebung als frei zu betrachten wären und daher von jedermann benutzt werden dürften.

Die Informationen in diesem Werk wurden mit Sorgfalt erarbeitet. Dennoch können Fehler nicht vollständig ausgeschlossen werden, und die Diplomarbeiten Agentur, die Autoren oder Übersetzer übernehmen keine juristische Verantwortung oder irgendeine Haftung für evtl. verbliebene fehlerhafte Angaben und deren Folgen.

© Bachelor + Master Publishing, ein Imprint der Diplomica® Verlag GmbH
http://www.diplom.de, Hamburg 2012
Printed in Germany

Inhaltsverzeichnis

1 Einleitung 1
2 Depression als Krankheitsbild 3
    2.1   Definition und Symptome 3
    2.2   Abgrenzung zwischen normalen Tiefs und Depression 6
    2.3   Ursachen, Auslöser und Erklärungsmodelle 8
    2.4   Diagnostik 11
    2.5   Klassifikation depressiver Erkrankungen 15
    2.6   Komorbidität 19
3. Bewegungstherapie 21
    3.1   Richtlinien des deutschen Sportärztebundes 21
    3.2   Integrative Bewegungstherapie 26
    3.3   Konzentrative Bewegungstherapie 28
    3.4   Rhythmische Bewegungstherapie 30
4 Vergleich verschiedener Studien zur Effektivität der Sporttherapie 32
5 Resümee 45
6 Literaturverzeichnis 47

1   Einleitung

Laut Weltgesundheitsorganisation (WHO) zählen Depressionen, zu den häufigsten, und hinsichtlich ihrer Schwere, am meisten unterschätzten, psychischen Erkrankungen, unserer Zeit. Nach Angaben der WHO leiden weltweit ca. 340 Millionen Menschen an depressiven Störungen. In Deutschland liegt die Rate, der derzeit Erkrankten, laut des „Kompetenznetzwerks Depressionen/ Suizidalität" bei ca. 5% der Gesamtbevölkerung. Insgesamt erkranken ca. 20% der deutschen Bundesbürger ein- oder mehrmals in ihrem Leben an einer Depression. Weltweit sind laut WHO, die unipolaren Depressionen, der verbreitetste Grund, in allen Altersgruppen für „mit Behinderung gelebte Lebensjahre" (Weltgesundheitstag 2001).

Die Wahrscheinlichkeit im Laufe des Lebens an einer Depression zu erkranken liegt bei Männern bei 12% und bei Frauen sogar bei bis zu 26%. Die Zahl derer, die an einer chronischen, depressiven Störung leiden wird auf 30% geschätzt (Online Gesundheitsportal Vitanet).

Während in Deutschland die Krankenstände im Allgemeinen rückläufig sind, stieg die Zahl der durch Depressionen verursachten Krankheitstage im Zeitraum 2000-2004 um 42%. Laut dem Verband der Deutschen Rentenversicherungsträger waren Depressionen 2003 die häufigste Ursache für eine Berentung (Bewegungstherapie und Gesundheitssport, 2008, S.147).

Der Barmer Gesundheitsreport 2009 beschreibt, dass sich in den letzten fünf Jahren der Krankenstand in der Diagnosegruppe „Psychische und Verhaltensstörungen" mehr als verdoppelt hat und inzwischen Platz 2 der wichtigsten Krankheiten einnimmt (Barmer, 2009, S.1).

Die Experten der WHO gehen weiterhin davon aus, dass im Jahre 2020 Depressionen die zweit häufigste Ursache, neben Herz- Kreislauferkrankungen, für Arbeitsunfähigkeit und „verlorene Jahre" sein wird. Somit handelt es sich hiermit um ein sehr bedeutendes gesellschaftliches und volkswirtschaftliches Problem, dass sich auf die verschiedensten Lebensbereiche des Betroffenen auswirkt und somit auch gesellschaftspolitisch von Interesse ist (Weltgesundheitstag 2001).

Da das Thema Depression von so großer Bedeutung, nicht nur für den Betroffenen, sondern für unsere ganze Gesellschaft und Volkswirtschaft ist und weil die meisten Menschen aus Unwissenheit dieser Erkrankung mit Vorurteilen begegnen wendet sich diese Arbeit dem Thema Depression zu. Vor diesem Hintergrund soll die Frage nach Qualität und Effektivität von Therapieformen, in diesem Fall der Sport- und Bewegungstherapie, geklärt werden.

Die Arbeit ist so aufgebaut, dass im ersten Teil die Grundlage für das Verständnis gelegt wird, indem der Begriff Depression definiert wird und die Symptomatik auf den verschiedenen Ebenen (psychisch, psychomotorisch, somatisch und psychosozial) beschrieben wird. Dann wird depressive Stimmung, die jeder kennt von der Erkrankung Depression abgegrenzt und näher auf die Auslöser einer Depression eingegangen. Damit verbunden sind die verschiedenen Erklärungsmodelle, die versuchen zu erklären, warum der eine an einer Depression erkrankt und ein anderer nicht.

Danach wird auf die auf die Diagnosefindung näher eingegangen, denn die ist bei psychischen Erkrankungen weitaus schwieriger, als bei anderen Erkrankungen, die der Arzt anhand von Blutwerten oder Röntgenbildern feststellen kann.

Es folgt die Klassifikation der Erkrankung nach dem aktuellen internationalen Standard ICD-10 der Weltgesundheitsorganisation.

Daraufhin wird auf das Problem der Komorbidität eingegangen, denn Depressionen treten häufig im Zusammenhang mit Angststörungen, Zwängen, Schizophrenie und Suchterkrankungen auf.

Der zweite Teil der Arbeit beschäftigt sich mit der Sport- und Bewegungstherapie und ihrer Wirkungsweise und Effektivität, die ich anhand von Studien versuchen möchte zu belegen.

2 Depression als Krankheitsbild

2.1 Definition und Symptome

Heutzutage lesen und hören wir viel über depressive Menschen, doch was wissen wir eigentlich über Depressionen? Das, was wir wissen sind meist Vorurteile, oder Halbwahrheiten und genau das macht es uns oft schwer mit diesem Krankheitsbild und mit den Menschen, die betroffen sind richtig umzugehen. Deshalb geht es zu Beginn der Bachelorarbeit erstmal um das Verständnis des Krankheitsbildes.

Das Wort „Depression" stammt ursprünglich von dem lateinischen „deprimere" ab und bedeutet so viel wie herunterdrücken, unterdrücken (Faust, 1983, S. 9).

Bezeichnet wurde damit eine generelle Minderung und Beeinträchtigung psychischer Funktionen. Im Laufe der Zeit entwickelte sich jedoch über eine ganze Reihe von Depressionsbegriffen eine relativ einheitliche Zuordnung, die sich in erster Linie an der Symptomatik orientiert (Faust, 1983, S. 9).

Heute wird die Depression als ein Syndrom angesehen, dass neben den psychischen Beeinträchtigungen in zunehmenden Maße auch somatische und psychomotorische Minderungen mit einbezieht. Daraus wiederum erfolgen psychosoziale Konsequenzen (Faust, 1983, S. 9).

Durch die Beschreibung der Symptome ist ein erster Schritt zur Diagnose getan. Im folgenden werden die hauptsächlichen Symptome einer Depression näher erläutert und beschrieben. Wenn mehrere der folgenden Symptome vorliegen, wird von einer Depression gesprochen (Althaus, Hegerl, Reiners, 2005, S. 17-18).

Die psychischen Symptome einer Depression äußern sich im Allgemeinen in trauriger Verstimmung, Unfähigkeit zur Freude, Denkhemmung, Entschlussunfähigkeit, Apathie, Angst, innerer Leere, Hoffnungslosigkeit, Kraft- und Antriebslosigkeit, Suizidgedanken und negativen Gedanken (Faust, 1983, S. 10).

Das Symptom der deprimierten Stimmung zählt zu den drei Kernsymptomen der Depression und bedeutet niedergedrückt zu sein. Allein die gedrückte Stimmung reicht jedoch nicht aus, um eine Depression zu diagnostizieren. Es können auch andere psychische Symptome im Vordergrund stehen. Zum Beispiel das zweite Kernsymptom, eine tiefsitzende und alle Lebensbereiche betreffende Freud- und Interessenlosigkeit. Hierbei ist das Gefühl an irgendetwas Freude zu haben völlig abgestellt und nicht damit zu erklären oder zu vergleichen, dass der Patient lediglich das Gefühl hat an einer bestimmten Sache keine Freude zu haben. Bei besonders schweren Depressionen mündet dies in dem Gefühl der Gefühllosigkeit. Die Patienten fühlen sich wie versteinert und innerlich abgestorben (Althaus, Hegerl, Reiners, 2005, S. 18).

Das dritte Kernsymptom ist die Energie-, Kraft- und Antriebslosigkeit. Die alltäglichen Dinge wie z.b. das anziehen werden für den Patienten fast unmöglich (Althaus, Hegerl, Reiners, 2005, S. 18).

Die psychomotorischen Symptome können sich entweder so äußern, dass der Patient eine sogenannte Plus-Symptomatik aufweist, die sich durch motorische Unruhe und innere Getriebenheit auszeichnet, oder es kommt zu einer Minus-Symptomatik, die genau das Gegenteil, nämlich eine Antriebshemmung bewirkt. Beides ist für den Erkrankten sehr qualvoll und kann nur durch den eigenen Willen, oder durch ein „sich zusammenreißen" nicht aus eigener Kraft überwunden werden (Faust, 1983, S. 10).

Zu den somatischen Symptomen zählen Störungen der Vitalgefühle und eine große Anzahl von subjektiven und objektivierbaren vegetativen Symptomen wie z.B. Kopfschmerzen, Schlafstörungen, Appetitlosigkeit, Magen- und Darmbeschwerden oder auch Herzbeschwerden (Faust, 1983, S. 10).

Früher wurde hinter somatischen Beschwerden selten eine Depression vermutet. Heute kennen wir diese Art der Depression unter dem Begriff larvierte, oder maskierte Depression. Diese Form der Depression führt meist dazu, dass Patienten lange leiden müssen, bis sie die richtige Diagnose gestellt bekommen und sich einer passenden Therapie unterziehen können, weil erst alle anderen in Frage kommenden Krankheiten ausgeschlossen werden müssen und erst wenn der Patient als körperlich, gesund erscheint wird die Depression als Ursache in Betracht gezogen (Faust, 1983, S. 12).

Die Depression wirkt in diesem Fall wie ein Vergrößerungsglas, weil die tatsächlich vorhandenen körperlichen Beschwerden viel stärker verspürt werden, als das sonst der Fall ist. Leichte Schmerzen werden zu nahezu unerträglichen

Schmerzen und alle Empfindungen werden zu Missempfindungen. Die normalen Ängste, die mit körperlichen Beschwerden einhergehen werden völlig übersteigert erlebt. Hinter harmlosen Kopfschmerzen werden vom Patienten z.B. Hirntumore vermutet (Althaus, Hegerl, Reiners, 2005, S. 19)

Heute wissen wir, dass das, was bisher als typisch depressive Erscheinung angesehen wurde, nicht zur genauen Erfassung einer Depression geeignet ist und dass das, was man als typisch depressiv angesehen hat z.B. Energielosigkeit und der Verlust an Freude und Interessen, nur Randerscheinungen mit geringem Aussagewert sind (Giger-Bütler, 2003, S. 195).

Das sich eine Depression oft somatisiert und hinter körperlichen Symptomen versteckt ist Ausdruck einer depressiven Überforderung, die anzeigt, dass die psychische Spannkraft zusammengebrochen ist und „die Batterien leer sind". Somit haben die körperlichen Symptome auch eine Art Schutzfunktion, so dass sich der Betroffene nicht noch weiter überfordert. Sie schaffen dem Patienten einen sanktionierten Schonraum. Außerdem vermeiden oder lindern die körperlichen Symptome einer Depression, Schuldgefühle und Ängste und sie legalisieren die Depression für den Patienten und die Gesellschaft, weil wir uns oft nur als krank ansehen, wenn wir körperlich krank sind (Giger-Bütler, 2003, S. 200).

Außerdem kann der Patient durch die Depression einen Teufelskreis entwickeln, denn durch die Anspannung können sich körperliche Symptome zeigen z.B. Spannungskopfschmerzen, die dann wiederum vom Patienten als hoffnungslose Situation gedeutet werden (Althaus, Hegerl, Reiners, 2005, S. 20)

Die psychosozialen Konsequenzen ergeben sich aus der Symptomatik und dem Verhalten des Depressiven sowie den Reaktionen seiner Umwelt (Faust, 1983, S. 10).

Wenn die Umwelt des Erkrankten, kein Verständnis für die Erkrankung und das Verhalten des Depressiven hat und ihm mit Unverständnis, Vorwürfen und unqualifizierten Ratschlägen begegnet wird es der Erkrankte schwerer haben wieder gesund zu werden, als wenn seine Umwelt ihm Geborgenheit und Verständnis signalisiert.

Die oben genannten Symptome sind sehr vielschichtig und machen die Diagnose einer Depression so schwer. Es müssen auch nicht bei allen Depressionsformen alle Symptombereiche im Vordergrund stehen. Bei der larvierten Depression beispielsweise werden die psychischen Symptome fast vollständig von den somatischen überdeckt und werden erst dann sichtbar, wenn die somatischen Beschwerden abklingen.

Wie die Ärzte aus der Vielzahl an Symptomen die richtige Diagnose finden werde ich in Kapitel 2.3 noch näher erläutern.

Im nächsten Kapitel geht es erstmal darum, die klinische Depression von einer leichten depressiven Verstimmung abzugrenzen und damit zu zeigen, wie vielschichtig der Begriff ist.

2.2 Abgrenzung zwischen normalen Tiefs und Depression

Die ersten schriftlichen Hinweise auf Depressionen gibt es bereits aus dem 8. Jahrhundert v. Chr.. Damals wurde von Kummer, Verzweiflung und Vereinsamung gesprochen. Erst viel später beschäftigten sich Ärzte zum ersten mal mit dem Thema dieser schmerzhaften, psychischen Veränderungen. In der ersten Sammlung medizinischer Abhandlungen aus Griechenland, den „Hippokratischen Schriften" heißt es „Wenn Angst und Traurigkeit lange andauern, sonst handelt es sich um einen melancholischen Zustand". Seither haben sich in der Medizingeschichte die Bezeichnungen für diesen Zustand mehrfach geändert. Erst im 19. Jahrhundert entwickelte sich der Begriff Depression (Niedergeschlagenheit) (Hell, 2006, S. 28).

Es ist und bleibt problematisch den Begriff hinsichtlich verschiedener Schweregrade und Ausprägungsformen abzugrenzen, aber den Kernpunkt, nämlich das depressive Erleben hat es wohl schon immer gegeben und gehört zum Mensch sein dazu. Bis heute wird darüber gestritten, ob die Depression eine Ausnahmeerscheinung ist, die nur auf wenige Menschen zutrifft, oder ob es eine allgemeine menschliche Reaktion ist, die häufiger auftritt. Dies kann bis heute nicht eindeutig beantwortet werden, weil es von der Definition der Depression abhängt und auch davon wie umfassend die gesamte Bevölkerung auf Depression hin untersucht wird, denn wie bereits in der Einleitung erwähnt wurde gibt es eine hohe Dunkelziffer der Erkrankung (Hell, 2006, S. 28).

Früher wurden nur die sehr schweren Verläufe depressiver Erkrankungen wahrgenommen. Das zeigt, das seit der Jahrhundertwende eingeführte Klassifizierungssystem, dass zum Teil heute noch gilt. Dort wurden nur schwer Depressive, manisch Depressive und Patienten, die unter zyklischen Depressionen litten aufgeführt. Erst viel später, als sich auch die niedergelassenen Ärzte und Ärztinnen mit dem Thema der psychischen Erkrankungen befassten, wurden die leichteren depressiven Verstimmungen mit einbezogen (Hell, 2006, S. 29).

Heute nach vielen epidemiologischen Untersuchungen in der Allgemeinbevölkerung stellt sich ein ganz anderes Bild dar. Die Patienten mit den schweren Depressionen, die zu Beginn den Begriff prägten, stellen nur noch eine Minderheit von einem Prozent dar. Die Mehrheit der Erkrankten hat leichtere Verläufe der Erkrankung (Hell, 2006, S. 29).

Durch repräsentative Befragungen zeigt sich, dass es zu einem Übergang zwischen gesundem Wohlbefinden und depressiver Verstimmung kommt. Das bedeutet, dass die Depression aus dem Gesunden heraus erwächst und eine mögliche Reaktionsweise auf eine Belastung darstellt. Es gibt also zum einen einen fließenden Übergang zwischen gesund und depressiv und zum anderen eine natürliche Reaktion auf eine Belastung, die Depressionen auslöst. Dies macht es so schwierig behandlungsbedürftige Depressionen zu erkennen (Hell, 2006, S. 30-31).

Selbst die Fachleute können nur sehr schwer die Grenze zwischen einer behandlungsbedürftigen Depression und einer lediglich gedrückten Stimmung als nachvollziehbare Reaktion auf ein belastendes Ereignis, ziehen. Die folgenden Symptome können bei der Abgrenzung jedoch hilfreich sein und dem Fachmann Aufschluss geben (Althaus, Hegerl, Reiners, 2005, S. 35).

Ein Symptom der Depression ist die Affektstarre d.h. Der Depressive kann keine positiven Gefühle empfinden und auf positive Nachrichten mit positiven Gefühlen reagieren. Jemand der nur an einem Stimmungstief leidet, könnte sich zumindest kurzfristig über positive Ereignisse freuen. Ein depressiver Mensch kann dies nicht (Althaus, Hegerl, Reiners, 2005, S. 35).

Ein weiteres Symptom, welches sich dazu eignet ein Stimmungstief von einer Depression abzugrenzen, ist die Gefühllosigkeit. Der Depressive ist unfähig

Gefühle wie z.B. Trauer, Wut oder Enttäuschung zu empfinden. Wenn der Depressive wieder weinen kann ist dies ein erstes Zeichen der Besserung (Althaus, Hegerl, Reiners, 2005, S. 35).

Bei einer echten Depression kommt es auch zu Tagesschwankungen der Stimmung. Die Betroffenen berichten meist darüber, dass sich die Stimmung im Laufe des Tages verbessert und die Symptome Abends fast verschwinden. Morgens starten Depressive hingegen meist mit einem Morgentief in den Tag (Althaus, Hegerl, Reiners, 2005, S. 35).

Ein weiteres Unterscheidungsmerkmal sind unangemessene Schuldgefühle des Betroffenen, die überhaupt nicht zutreffen oder auch Wahnvorstellungen z.B. schwer krank zu sein oder die Angst zu haben völlig zu verarmen (Althaus, Hegerl, Reiners, 2005, S. 35).

Und ein letztes Unterscheidungsmerkmal ist die Vorgeschichte des Patienten z.B. wenn es schon früher mal depressive Episoden gab, oder auch wenn Depressionen bei nahen Angehörigen vorliegen. Dann sollte der Arzt eher an eine Depression denken, als an ein normales Stimmungstief (Althaus, Hegerl, Reiners, 2005, S. 35).

Im nächsten Kapitel geht es um die Ursachen, Auslöser und die Erklärungsmodelle einer Depression.

2.3 Ursachen, Auslöser und Erklärungsmodelle

Trotz intensiver Forschung, ist das Wissen um die Entstehung von Depressionen noch lückenhaft. Die Ursachen einer Depression scheinen genauso vielfältig zu sein, wie ihre Erscheinungsformen. Es gibt nicht nur die eine Ursache, sondern ein Zusammenspiel verschiedener Faktoren kann die Entstehung einer Depression begünstigen. In diesem Fall sprechen wir von einem multifaktoriellen Geschehen (Schäfer, 2001, S. 35).

Bei den Erklärungsmodellen wird zwischen biologischen und psychologischen unterschieden. Die psychologischen Erklärungsmodelle unterscheiden sich in tiefenpsychologische und lerntheoretisch-kognitive Ansätze. Die Gemeinsamkeit der Modelle besteht darin, dass sie von einer negativen Ich-Bewertung ausgehen. Der Patient leidet unter einer Selbstwertstörung und es fehlt ihm häufig an sozialer Kompetenz, die sich darin äußert, dass der Patient z.B. schlecht „nein" sagen kann, oder zu wenig auf seine eigenen Bedürfnisse achtet (Schäfer, 2001, S. 35).

Das lerntheoretisch-kognitive Modell geht davon aus, dass die Betroffenen keine Kontrolle über eigene wichtige Lebensbedingungen verspüren. Sie fühlen sich ausgeliefert, geben Verantwortung ab und erleben sich als hilflos. Das führt dazu, dass sie sich von ihrer Zukunft nichts mehr erwarten und sich dementsprechend passiv verhalten. Diese Patienten nehmen die Realität oftmals verfälscht wahr und sehen sich selbst und andere sehr negativ. Es kommt oft zu Verallgemeinerungen z.B. wird eine bestimmte Situation so bewertet, als ob dies immer so wäre. Depressive Menschen suchen nach diesem Modell die Fehler immer bei sich und sehen die Welt sehr subjektiv. Sie sehen nur das schlechte, nie das gute (Schäfer, 2001, S. 40).

Das tiefenpsychologische Modell geht davon aus, dass es in der Vergangenheit zu Verletzungen gekommen ist, die noch nicht verarbeitet wurden. Dieses Modell geht von mangelnder Wertschätzung und Anerkennung aus, oder auch von ständigen Überforderungen, gekoppelt an hohe Leistungserwartungen (Schäfer, 2001, S. 41).

Die biologischen Modelle gehen von genetischen Faktoren einerseits und andererseits von einer gestörten Neurotransmitter-Balance im Gehirn aus. In diesem Fall sind die Neurotransmitter wie z.B. Serotonin und Noradrenalin vermindert und zusätzlich besteht ein hormonelles Ungleichgewicht im Bereich des Hypothalamus und der Hypophyse sowie der Nebennierenrinde und der Schilddrüse (Schäfer, 2001, S. 35).

Der Einfluss von genetischen Faktoren wird auf ca. 41% geschätzt. Durch das Zusammenspiel anderer Risikofaktoren, kann es zum Ausbruch der Depression kommen. Deshalb ist es wichtig, die Familienanamnese mit in die Therapie einzubeziehen (Schäfer, 2001, S. 41).

Depressionen können in manchen Fällen auch scheinbar aus heiterem Himmel auftreten, ohne das es ein auslösendes Ereignis im Vorfeld der Erkrankung gibt (Althaus, Hegerl, Reiners, 2005, S. 57).

So sind bei ca. einem Viertel aller depressiven Patienten keine auslösenden Lebensereignisse feststellbar (Schäfer, 2001, S. 44).

Meistens jedoch tritt eine Depression als einfache Reaktion auf ein bestimmtes Ereignis, dass einen persönlich betrifft z.B. Arbeitsplatzverlust, Todesfall, oder Scheidung, auf. Jeder Mensch verarbeitet diese Ereignisse anders und die Trauerreaktion ist natürlich und erfolgt bei jedem Menschen (Lenne, 1976, S. 23).

Bei 10 bis 30% ist eine schwere psychische Belastung, oder eine Konfliktsituation der Auslöser einer Depression (Tölle, 2003, S. 46).

Wenn allerdings eine bestimmte Vulnerabilität bei einer Person vorliegt, dann kann es sein, dass diese Person auf ein entsprechendes Ereignis mit einer Depression reagiert. Wir sprechen dann von einer posttraumatischen Belastungsreaktion (Schäfer, 2001, S. 36).

Weitere Ursachen der Depression können wiederholte, oder lange andauernde Traumen sein, die zu einer psychischen Erschöpfung führen z.B. beruflicher Dauerstress oder Unzufriedenheit im Beruf. Hierbei sprechen wir von einer Erschöpfungsdepression. In unsere modernen Gesellschaft tritt diese leider sehr häufig auf, denn wir sind alle von Arbeitslosigkeit bedroht und müssen mit unserem Einsatz über unsere Grenzen hinausgehen. Wenn dann noch ungerechte Entlohnung oder schlechtes Betriebsklima hinzukommen ist die Erschöpfungsdepression meist vorprogrammiert (Faust, 1983, S. 10).

Von einer neurotischen Depression wird gesprochen, wenn die Ursache in verdrängten Schäden in der frühen Kindheit liegen. Diese Form der Depression ist für den Betroffenen meist besonders schwer zu verstehen und zu akzeptieren, weil die Ursachen dem Betroffenen nicht bewusst sind (Faust, 1983, S. 10).

Eine weitere Ursache für Depressionen sind körperliche Veränderungen z.B. in den Wechseljahren oder nach einer Schwangerschaft. Die hormonellen Veränderungen im Körper der Frau können Auslöser einer Depression sein (Faust, 1983, S. 10).

Frauen weisen ein doppelt so hohes Erkrankungsrisiko auf, als Männer und ebenfalls eine erhöhte Rückfallneigung. Die hormonellen Veränderungen sind ein Grund dafür. Ein weiterer Grund sind die psychosozialen Konfliktsituationen, denen die Frauen vermehrt ausgesetzt sind. Dazu zählen die Doppelbelastung von Familie und Beruf und der eigene, meist zu hohe Anspruch an sich selbst (Schäfer, 2001, S. 36-37).

Bei vielen Menschen tritt eine Depression erst im Alter auf, weil es einige Faktoren gibt, die Depressionen im Alter begünstigen z.B. die verminderte Produktion von Botenstoffen, körperliche Erkrankungen und die damit verbundenen Schmerzen. Zu den psychosozialen Auslösern zählen z.B. die Vereinsamung, der Rückzug aus dem Berufsleben, Hilflosigkeit, der Auszug der Kinder und Krankheiten (Schäfer, 2001, S. 36-38).

Oft zu finden als Ursache für Depressionen ist ein übertriebener Perfektionismus der Betroffenen. Viele Patienten, die an Depression erkranken können mit Fehlern und Unzulänglichkeiten nicht leben und wollen immer alles 200% machen. Dies führt dauerhaft zu einer großen Belastung und kann eine Depression begünstigen (Schäfer, 2001, S. 38).

Bei der oben genannten Vielzahl der Ursachen zeigt sich, dass die Experten von unterschiedlichen und zum Teil widersprüchlichen Erklärungsmodellen ausgehen. Die einen sehen als Ursache einer Depression eher Probleme in der Kindheit, die anderen eher gegenwärtige Belastungen z.B. Stress. Manche sehen als Ursache mangelnde Liebe und Wertschätzung und andere genau das Gegenteil, nämlich übermäßiges verwöhnen. Die einen gehen vom Individuum aus und sehen die Ursachen bei der erkrankten Person und die anderen sehen die Ursachen in den äußeren Umständen unserer Leistungsgesellschaft, die sich im Vergleich zu früher verändert hat und Probleme z.B. Vereinsamung und Leistungsdruck aufwirft, die für einige Menschen vielleicht zu belastend sind (Althaus, Hegerl, Reiners, 2005, S. 61).

Im nächsten Kapitel geht es darum, wie der Arzt eine Depression, trotz vielfältiger Symptome und Ursachen, diagnostizieren kann.

2.4 Diagnostik

Ganz wichtig ist es, dass der Patient oder die Angehörigen erkennen, dass sich hinter der Gemütsverfassung eine Depression verstecken könnte. Dann ist der erste Schritt seinen Hausarzt aufzusuchen und mit ihm ein vertrauensvolles Gespräch zu suchen. Nur dann hat der Patient die Chance auf eine wirkungsvolle Therapie. Das Gespräch und die Schilderung der Symptome ist die Grundlage der Diagnostik (Schäfer, 2001, S. 21).

Der Arzt muss auch immer beachten, dass sich eine Depression auch hinter körperlichen Symptomen verstecken kann. So können Kopfschmerzen, Schwindel und Verspannungen in Verbindung mit diffusen körperlichen Beschwerden wie z.B. Schlafstörungen ein Zeichen für eine Depression sein. Der Arzt muss hier gezielt nachfragen, um die richtige Diagnose zu finden (Schäfer, 2001, S. 21).

Zusätzlich zu den gesagten Worten des Patienten, kann der Arzt an der Mimik und Gestik des Patienten, einiges ablesen. Bei vielen Depressiven ist z.B. der Gesichtsausdruck starr und der Patient meidet den Blickkontakt. Außerdem ist die Sprache langsam und leise. Auch dies sind Anzeichen für eine Depression und müssen vom Arzt in die Diagnosefindung mit einbezogen werden (Schäfer, 2001, S. 21).

Auffallend ist auch eine Passivität und Bewegungsarmut des Patienten in Verbindung mit einer inneren Unruhe (Tölle, 2003, S. 42).

Im zweiten Schritt kann die Fremdanamnese erfolgen. Der Arzt befragt Verwandte des Betroffenen nach ihren Beobachtungen, z.B. ob der Patient sich in letzter Zeit zurückgezogen hat, oder seine Arbeit nicht mehr schafft. Diese Erkenntnisse sind sehr wichtig, weil der Patient sich meist selbst nicht so gut einschätzen kann. Beobachtungen seiner Umwelt sind für den Arzt bei der Diagnosefindung sehr wichtig (Schäfer, 2001, S. 21).

Danach sollte in jedem Fall auch eine körperliche Untersuchung sowohl internistisch als auch neurologisch erfolgen, weil die Depression auch eine Folge einer organischen Erkrankung sein kann. Die Blutuntersuchung kann wichtige Aufschlüsse über andere Erkrankungen geben, die ähnliche Symptome hervorrufen. In jedem Fall sollte auch ein EEG und ein EKG gemacht werden und bei Bedarf ein bildgebendes Verfahren z.B. MRT oder CT um Erkrankungen des Gehirns auszuschließen (Schäfer, 2001, S. 21).

Danach erfolgen Selbst- und Fremdbeurteilungsbögen. Der Patient und/oder seine Angehörigen füllen diese Bögen. auf denen Fragen mit bestimmten Skalen sind,.aus. So können einzelne Merkmale viel genauer erfasst werden, denn es wird nicht mehr nach dem ganzheitlichen Bild gefragt, dass sowieso schwer zu erfassen ist, sondern gezielter (Hell, 2006, S. 35).

Dieses Vorgehen ist heutzutage auch deshalb führend, weil die Weltgesundheitsorganisation und die Amerikanische Gesellschaft für Psychiatrie für die Diagnose, das Vorliegen einer bestimmten Anzahl von Symptomen verlangt. Die WHO hat hierzu einen Katalog Haupt- oder Leitsymptomen und Zusatzsymptomen zusammengestellt. Die Symptome ähneln den bereits aufgeführten Symptomen, allerdings ist hier von der WHO eine Gewichtung der Symptome vorgenommen worden, denn zu den Leitsymptomen zählen hier:

- die depressive Verstimmung: die meiste Zeit des Tages, fast jeden Tag, mindestens zwei Wochen lang.
- der Verlust an Interessen und der verminderte Antrieb
- die gesteigerte Ermüdbarkeit

Zu den Zusatzsymptomen zählen:

- verminderte Konzentration und Aufmerksamkeit
- vermindertes Selbstwertgefühl und Selbstvertrauen
- Gefühle von Schuld und Wertlosigkeit (Selbstvorwürfe)
- negative und pessimistische Zukunftsperspektiven
- Suizidgedanken, suizidales Verhalten, erfolgte Selbstverletzung
- Schlafstörungen
- Verminderter Appetit

Der Arzt fragt diese Punkte beim Patienten ab und kann somit zum einen feststellen, ob eine Depression vorliegt und wie schwer sie ist und zum anderen bei mehrmaliger Befragung auch eine Verbesserung der Symptome feststellen (Hell, 2006, S. 35-36).

Von einer leichten Depression wird gesprochen, wenn mindestens 2 Leitsymptome und 2 Zusatzsymptome vorliegen. Als mittelgradig wird die Depression eingeschätzt, wenn mindestens 2 Hauptsymptome und 3 Zusatzsymptome vorliegen und eine schwere Depression ist gekennzeichnet durch alle 3 Hauptsymptome und mindestens 4 Zusatzsymptome (Althaus, Hegerl, Reiners, 2005, S. 27)

Ein seit vielen Jahren angewandter und sich bewährter Fragebogen stammt von A. Beck und Mitarbeitern (1961). Der Fragebogen besteht aus 21 Fragen. Der Patient muss aus mehreren Aussagen die Aussage auswählen, die auf ihn am besten zutrifft. Die Aussagen haben unterschiedlich viele Punkte, die am Schluss addiert und ausgewertet werden. Eine Beispielfrage ist:

- Ich bin nicht traurig (0)
- Ich bin traurig (1)
- Ich bin immer traurig und kann es nicht abschütteln (2)
- Ich bin so traurig oder unglücklich, dass ich es nicht ertragen kann (3)

(Thiels, 1998, S. 20-21).

Wenn sich nach dem Fragebogen der Verdacht einer Depression erhärtet hat, wird im folgenden eine Problemanalyse aufgestellt. Dabei fragt der Psychiater nach dem aktuellen Verhalten und Handlungsabläufen. Es wird nach der Tages- und Wochenstruktur gefragt und auch unter welchen aktuellen Belastungen der Patient leidet. Danach wird nach dem Verhalten des Patienten gefragt, insbesondere danach, wann in welcher Situation, unerwünschtes Verhalten auftritt und welche Situation ein erwünschtes Verhalten hervorrufen. Dann sollte mit dem Patienten die Motivation etwas zu ändern besprochen werden und auch von wem der Patient Hilfestellungen bekommen kann. Der Psychiater sollte mit dem Patienten auch klären, was der Patient selber dazu beitragen kann, dass sich sein Zustand bessert. In diesem Zusammenhang sollte auch besprochen werden wie die Behandlung bis jetzt erfolgte und welche Bewältigungsstrategien dem Patienten zur Verfügung stehen. Danach sollte über das Umfeld des Patienten gesprochen werden. Ist der Patient sozial eingebunden, oder lebt er allein? Gibt es finanzielle Nöte, oder familiäre Probleme? (Schäfer, 2001, S. 22).

Erst wenn die Problemanalyse abgeschlossen ist, ist die Diagnose abgeschlossen und es kann mit der Therapie begonnen werden.

Nachdem der Arzt die Diagnose gestellt hat, soll es im nächster Kapitel um die Klassifizierung gehen, denn es gibt ca. 20 verschiedene depressive Krankheitsintensitäten (Gastpar, 2002, S. 25).

2.5 Klassifikation depressiver Erkrankungen

Bei der Einteilung der verschiedenen depressiven Störungen gab es in den letzten Jahren einige Änderungen. Früher wurde nach den vermuteten Ursachen (endogen, reaktiv, neurotisch) klassifiziert. Heute wird von der Symptomatik, dem Schweregrad und der Dauer der Depression ausgegangen (Weltgesundheitstag 2001).

Grundsätzlich zu unterscheiden sind die unipolaren, von den bipolaren affektiven Störungen. Bei den unipolaren, affektiven Störungen treten ausschließlich depressive Phasen auf und bei den unipolaren affektiven Störungen wechseln sich depressive und manische Phasen ab. In den manischen Phasen befinden sich die Patienten in einer unnatürlichen Gemütsverfassung. Sie sind hyperaktiv, euphorisch und glauben alles zu können, was für den Betroffenen und seine Umwelt sehr gefährlich werden kann. Die unipolaren Depressionen sind mit ca. 36% die häufigste Form der affektiven Störungen (Weltgesundheitstag 2001).

Die WHO unterscheidet in ihrer aktuellen Klassifizierung, der ICD-10-GM Version 2009 folgende affektive Störungen.

Zuerst werden die rein affektiven Störungen aufgelistet (F30-F39). Dies Gruppe enthält Störungen, bei denen das Hauptsymptom eine Veränderung der Stimmung ist oder bei denen eine Affektivität zu Depressionen, mit oder ohne begleitende Angst, oder zu gehobener Stimmung besteht. Begleitet wird dieser Stimmungswechsel meistens mit einer Veränderung des Aktivitätsniveaus. Bei dieser Art von Störung ist die Rückfallrate höher, als bei anderen depressiven Störungen. Ausgelöst werden die affektiven Störungen meist durch ein besonders, belastendes Ereignis z.B. Arbeitsplatzverlust oder der Tod eines Angehörigen.

In der Klassifizierung folgt nun die manische Episode (F30) die noch in verschiedene Untergruppen eingeteilt ist.

Zu den Untergruppen zählt auch die Hypomanie (F30.0), die sich durch eine anhaltende, leicht gehobene Stimmung, gesteigerten Antrieb und Aktivität auszeichnet. Patienten mit dieser Störung fallen oft durch ein Gefühl von Wohlbefinden und körperliche und seelische Leistungsfähigkeit auf. Weitere Kennzeichen dieser Störung sind unter anderem Selbstüberschätzung, Reizbarkeit, Gesprächigkeit, gesteigerte Libido und ein vermindertes Schlafbedürfnis. Diese Symptome halten sich allerdings soweit in Grenzen, dass es dadurch nicht zu einem Abbruch der Berufstätigkeit, oder zu sozialer Ausgrenzung kommt. Bei der Hypomanie kommt es nicht zu Halluzinationen oder Wahnvorstellungen.

Unter F30.1 wird die Manie, ohne psychotische Symptome, klassifiziert. Hierbei ist die Stimmung der Situation angemessen gehoben und kann zwischen sorgloser Heiterkeit und einer fast unkontrollierbarer Erregung schwanken. Die gehobene Stimmung wird begleitet durch einen vermehrten Antrieb, was zu Hyperaktivität, Rededrang und einem verminderten Schlafbedürfnis führen kann. Oft sind die Patienten auch stark ablenkbar, weil die Aufmerksamkeit nicht lange aufrechterhalten werden kann. Die Patienten können sich oft nicht gut selbst einschätzen. Sie neigen zu Größenideen, oder übertriebenem Optimismus. Dadurch, dass die Patienten ihre normalen sozialen Hemmungen verlieren, werden sie oft leichtsinnig, rücksichtslos und neigen zu unpassendem und persönlichkeitsfremden Verhalten.

In der Klassifizierung folgt die Manie mit psychotischen Symptomen (F30.2). Hierbei treten zusätzlich zu den Symptomen und Merkmalen, die bereits unter F30.1 beschrieben wurden noch Wahn, insbesondere Größenwahn oder Halluzinationen auf. Diese Patienten sind meist für eine normale Kommunikation unzugänglich, weil sie unter extrem ausgeprägter körperlicher Aktivität und Ideenflucht leiden.

Unter F31 finden sich die bipolaren affektiven Störungen. Diese Störung ist durch wenigstens zwei Episoden charakterisiert, in denen die Stimmung und das Aktivitätsniveau des Betroffenen stark gestört ist. Bei dieser Störung wechseln sich zwei unterschiedliche Phasen ab. Zum einen die Phase der gehobenen Stimmung, mit vermehrtem Antrieb und Aktivität und zum anderen die Phase der Stimmungssenkung gekennzeichnet durch den verminderten Antrieb und Aktivität. Wiederholte hypomanische oder manische Episoden sind ebenfalls als bipolar zu klassifizieren.

Die bipolaren affektiven Störungen sind noch einmal in insgesamt zehn Unterkategorien eingeteilt auf die in diesem Zusammenhang nicht näher eingegangen werden soll.

Unter F32 befinden sich die reinen depressiven Episoden. Bei den typischen leichten (F32.0), mittelgradigen (F32.1) oder schweren (F32.2 und F32.3) Episoden leiden die Patienten unter einer gedrückten Stimmung und einer Verminderung von Antrieb und Aktivität. Die Patienten haben die Fähigkeit sich über etwas zu freuen oder für etwas zu interessieren verloren und leiden und Konzentrationsschwierigkeiten. Außerdem können kleinste Aktivitäten eine ausgeprägte Müdigkeit auslösen. Oft treten auch Ein- und/oder Durchschlafstörungen auf. Der Appetit ist oft gemindert und das Selbstwertgefühl fast immer beeinträchtigt. Die gedrückte Stimmung hält über längere Zeit an und kann durch nichts aufgehellt werden. Je nachdem wie viele Symptome beim Patienten auftreten und wie stark diese Symptome ausgeprägt sind kann die depressive Episode als leicht, mittelgradig oder schwer bezeichnet werden.

Die schwere depressive Episode mit psychotischen Symptomen wird unter F32.3 klassifiziert. Zusätzlich zu den unter F32.2 aufgeführten Symptomen kommen hier noch Halluzinationen, Wahnideen, psychomotorische Hemmungen oder ein Stupor so schwer ausgeprägt hinzu, dass alltägliche soziale Aktivitäten unmöglich sind und beim Patienten Lebensgefahr durch Suizid und mangelnde Flüssigkeits- und Nahrungsaufnahme bestehen kann.

Unter Punkt F32.3 fällt auch die majore Depression, die psychogene depressive Psychose, die psychotische Depression und die reaktive depressive Psychose.

Die sonstigen depressiven Episoden finden sich unter F.32.8 und die depressive nicht näher bezeichnete Episode unter F32.9, wieder.

Unter F33 befinden sich die rezidivierenden depressiven Störungen. Hierbei handelt es sich um eine Störung, die sich durch wiederholte depressive Phasen charakterisiert. Bei dieser Form der Erkrankung treten keine manischen Phasen mit vermehrtem Antrieb auf, wohl aber Phasen mit leicht gehobener Stimmung, die meistens nach depressiven Phasen und nach einer antidepressiven Behandlung, auftreten. Die erste Episode dieser Form der Erkrankung kann in jedem Alter auftreten, der Beginn kann akut aber auch schleichend sein, die Dauer kann einige Wochen aber auch viele Monate betragen. Es kann auch sein, dass nach vielen depressiven Episoden eine manische Phase auftritt, was dann dem Krankheitsbild der bipolaren affektiven Störungen entspricht.

Auch hier werden wieder verschiedene Schweregrade unterschieden. Bei den unter F33.0- F33.2 aufgeführten rezidivierenden depressiven Störung mit gegenwärtig leichter, mittelgradiger oder schwerer Episode handelt es sich um wiederholte depressive Episoden, bei der die aktuelle als leicht, mittelgradig bzw. schwer eingestuft wird und ohne dass es manische Episoden gibt.

Unter F34 geht es in der Klassifizierung weiter mit den anhaltenden affektiven Störungen. Hierbei handelt es sich um anhaltende und meist flukturierende Stimmungsstörungen, bei denen die Mehrzahl der einzelnen Episoden nicht schwer genug ist, um als hypomanisch oder leicht depressiv gelten zu können. Meistens dauern diese Störungen den größten Teil des Erwachsenenlebens an und der Betroffene muss ein beträchtliches subjektives Leiden und Beeinträchtigungen ertragen.

Unter F34.0 befinden sich die Zyklothymia, wobei es sich um eine andauernde Instabilität der Stimmung mit zahlreichen Episoden von Depression und leicht gehobener Stimmung handelt. Diese Phasen sind allerdings nicht schwer und anhaltend genug, um die Kriterien einer bipolaren affektiven Störung oder einer rezidivierenden depressiven Störung zu erfüllen.

Unter F34.1 wird die Dysthymia klassifiziert. Hierbei handelt es sich um eine chronische, wenigstens mehrere Jahre andauernde depressive Verstimmung, die weder schwer noch anhaltend genug ist um als schwer, mittelgradig oder leicht rezidivierend eingestuft werden zu können.

Der letzte Punkt in der Liste der Klassifizierungen ist der, der anderen affektiven Störungen. Hierbei handelt es sich um eine Restkategorie für Stimmungsstörungen, die die Kriterien der bereits aufgeführten Kategorien in Bezug auf Ausprägung und Dauer nicht erfüllen.

Mit der ausführlichen Beschreibung, der Klassifizierungsliste soll aufgezeigt werden wie unterschiedlich das Krankheitsbild Depression ist und wie schwer es ist dem Patient die richtige Diagnose zu stellen, um ihn dann einer angemessenen und Erfolg versprechenden Therapie zuzuführen.

Im nächsten Kapitel geht es um Patienten bei denen mehr als eine spezifische Störung vorliegt, der sogenannten Komorbidität.

2.6 Komorbidität

Unter Komorbidität verstehen wir das Auftreten von mehr als einer spezifischen Störung bei einem Patienten in einem bestimmten Zeitabschnitt. Bei dieser Definition treten Störungen, statt den Symptomen, in den Vordergrund. Außerdem muss die gesamte Lebenszeit betrachtet werden und es müssen verschiedene zeitliche Rahmen mit einbezogen werden. Diese Komorbiditätsmuster variieren sehr stark und sind von Patient zu Patient unterschiedlich. So kann z.B. eine Angststörung Vorläufer einer Depression sein. Es kann aber auch sein, dass beide Erkrankungen gleichzeitig auftreten (Essau, 2007, S. 65).

Die Kombination von depressiven Symptomen und Angststörungen ist sehr hoch und liegt bei ca. 50%. Der Patient leidet bei Angststörungen unter Phobien vor bestimmten Situationen oder Lebensumständen. Es können auch soziale Ängste auftreten z.B. Angst vor großen Menschenmassen. Dadurch, dass der Patient wenn er unter Phobien leidet, die Situationen, die die Angst auslösen meidet, verstärkt sich die Angststörung und kann in plötzlichen Panikattacken, mit körperlichen Symptomen wie z.B. Herzrasen, Schwindel und Luftnot, münden. Genau wie die Angststörungen treten auch die Panikattacken häufig im Zusammenhang mit einer Depression auf. Sie werden vom Patienten oft als lebensbedrohlich empfunden und verstärken den Rückzug des Patienten (Schäfer, 2001, S. 29).

Es kann auch so sein, dass eine Angststörung und die damit verbundene immer wieder auftretende Angst zu einer Depression führt und nicht wie oben erwähnt die Depression zu einer Angststörung wird. Das kann soweit gehen, dass die Depression die Angststörung überlagert und die Angstbereitschaft zurückgeht. Erst wenn die Depression behandelt wird und zurückgeht wird die Angststörung wieder sichtbar und kann behandelt werden (Haase, 1976, S. 169).

Des weiteren können im Zusammenhang mit der Depression auch Zwänge auftreten. Hier wird unterschieden zwischen Zwangsgedanken und Zwangshandlungen. Bei den Zwangsgedanken ist der Patient gezwungen bestimmte Gedanken immer wieder zu durchdenken. Der Patient kann diese Gedanken nicht abstellen. Zwänge stellen für den Patienten meist ein großes Leid dar, weil der Patient meistens um die Sinnlosigkeit der Zwangshandlung weiß, sie aber nicht abstellen kann. Häufig treten im Zusammenhang mit einer Depression der Waschzwang, Ordnungszwang und der Kontrollzwang auf (Schäfer, 2001, S. 29-30).

Oft treten im Zusammenhang mit Depressionen auch Essstörungen auf z.B. Anorexia nervosa oder Bulimie. Es kann auch so sein, dass erst die Essstörung besteht und dann eine Depression hinzukommt (Schäfer, 2001, S. 30).

Depressionen treten auch häufig nach Substanzmissbrauch z.B. Alkohol auf. Es besteht oft eine Kombination aus Depression und der Alkoholerkrankung. Häufig ist es so, dass der Patient die Depression mit Alkohol bekämpfen will, was den Patienten in einen Teufelskreis bringt, weil der Alkohol die Depression noch weiter verstärken kann (Schäfer, 2001, S. 30).

Auch chronische Schlafstörungen treten häufig gemeinsam mit Depressionen auf. Auf der anderen Seite ist die Schlafstörung, wie bereits erwähnt, ein Symptom der Depression, genau wie einige körperliche Beschwerden wie z.B. Magendruck und Kopfschmerzen, die häufig zusammen mit Depressionen auftreten (Schäfer, 2001, S. 30).

Zusammenfassend lässt dich sagen, dass in 77% der Fälle bei einer depressiven Erkrankung eine zusätzliche Diagnose gestellt werden muss. Am häufigsten sind dass die Angststörungen und Panikattacken, aber auch Essstörungen, Substanzmissbrauch, somatoforme Störungen, Schizophrenie und Zwangserkrankungen (Schäfer, 2001, S. 30).

Nachdem jetzt das Krankheitsbild der Depression ausreichend beschrieben wurde und ich auf Ursachen, Diagnose und Komorbidität eingegangen bin möchte ich mich im nächsten Kapitel, mit einem Therapiebaustein, der Sporttherapie- und Bewegungstherapie, beschäftigen.

3. Bewegungstherapie

3.1 Richtlinien des deutschen Sportärztebundes

Da der Begriff „Sport" nicht einheitlich zu definieren ist, ist es wichtig vorab zu klären, was mit „Sport" im Zusammenhang mit der Therapie von Depressionen gemeint ist.

In der Depressionstherapie soll über Bewegung im weitesten Sinne, Einfluss auf das Verhalten des Patienten, genommen werden. Wenn von Sporttherapie gesprochen wird, umfasst dies nach Rieder (1977) die allgemeinen und speziellen mit Sport bezeichneten Bewegungsformen, Tätigkeiten und Leistungen einschließlich ihrer Bewegungs-, Erziehungs-, und Bildungsinhalte. Unter den Begriff der Sporttherapie fallen auch krankengymnastische Maßnahmen, die ausschließlichhh körperbezogene Zielsetzungen haben (Bornkamp-Baake, 1981, S.28).

In den letzten Jahren hat sich die Sport- und Bewegungstherapie, als ein Therapiebaustein bei Depressionen, in der stationären Therapie etabliert. Seit 1999 gibt es in Deutschland sogar erstmalig Richtlinien zur „Bewegungs- und Sporttherapie bei depressiven Erkrankungen". Diese Richtlinien wurden erarbeitet, weil es zahlreiche Studien gibt, die den Erfolg der Sporttherapie belegen können (Deutsche Zeitschrift für Sportmedizin,1999 (50), S.109).

Dennoch gelten Sport bezogene Behandlungsprogramme zu den Begleittherapien und sind in das individuell ausgerichtete gesamt-therapeutische Konzept einzubinden, bei dem der Arzt die zentrale Position einnimmt (Deutsche Zeitschrift für Sportmedizin,1999 (50), S.109-110).

In der Regel läuft die Therapie bei affektiven Störungen wie folgt ab. Der erste Schritt im Gesamtbehandlungsentwurf ist die Diagnosefindung. Wie bereits erwähnt, stellt die Diagnosefindung an den Arzt sehr hohe Ansprüche. Dennoch ist es für die spätere Therapie sehr wichtig die Auslöser und Ursachen der Erkrankung genau zu kennen. Durch das schon ausführlich dargestellte mehrdimensionale Klassifikationssystems der ICD-10 lassen sich Ansatzpunkte für soziotherapeutische Verfahren, zu denen auch die Sporttherapie zählt, finden. Danach folgt die Verhaltensanalyse des Patienten und anschließend eine

Zielbestimmung, die mit der Therapie erreicht werden soll. Erst dann werden die einzelnen Behandlungsschritte umgesetzt (Deutsche Zeitschrift für Sportmedizin,1999 (50), S.110).

Bevor das Sportprogramm für den Patienten systematisch aufgestellt werden kann, muss der Patient präventiv auf seine Sporttauglichkeit hin untersucht werden. Ein Nebeneffekt dieser Untersuchung ist der Aufbau einer therapeutischen Beziehung zwischen Therapeut und Patient, die sehr wichtig ist, damit der Patient zur Mitarbeit motiviert werden kann. Eine gute Beziehung zwischen dem Patienten und dem Therapeuten ist die Grundlage für ein möglichst effektives Sportprogramm (Deutsche Zeitschrift für Sportmedizin,1999 (50), S.110).

Bei der Zusammenstellung des Sportprogramms ist darauf zu achten, dass individuell differenziert auf den Patienten abgestimmt ist. Es sollte sich am Alter und an der Leistungsfähigkeit und der Leistungsbereitschaft orientieren, damit der Patient weder über- noch unterfordert ist, denn beides würde den Therapieerfolg gefährden. Darüber hinaus ist es wichtig, dass der Therapeut seine Patienten und deren individuellen Aktivierungsmöglichkeiten genau kennt. Bei depressiven Menschen gibt es nämlich oft neben der psychischen Symptomatik noch somatische, speziell motorische Manifestationen. Diese können sich in einer gehemmten Motorik und einer geringen körperlichen Belastbarkeit äußern. Begleitet wird diese Symptomatik oftmals von dem Gefühl, sich wie gelähmt zu fühlen, oder die Gliedmaßen fühlen sich schwer an. Für viel Patienten ist die Beziehung zum eigenen Körper gestört, weil sie sich antriebsschwach und persönlich unfähig fühlen an ihrer Situation etwas zu ändern. Insbesondere bei den schweren Formen der Depression wirken die Patienten in ihren Bewegungen oft mechanisch. In solchen Fällen besteht der Ansatzpunkt der Bewegungstherapie zuerst in einem passiven „durchbewegen" des Patienten. In diesen Fällen wäre der sofortige Einstieg in eine Gruppentherapie kontraproduktiv und würde den Patienten überfordern. Durch das passive „durchbewegen" sollen bei dem Patienten die bestehenden Verspannungen gelockert werden, die Gelenke sollen wieder beweglicher werden und der Patient soll zuerst eine Beziehung zum Therapeuten aufbauen, bevor er dann zu einem späteren Zeitpunkt in ein systematisches Sportprogramm überführt werden kann (Deutsche Zeitschrift für Sportmedizin,1999 (50), S.110).

Der Therapeut muss sich zusammen mit den anderen, für die Behandlung zuständigen Personen, Ziele setzen, die mit der Behandlung erreicht werden sollen. Im Idealfall ist das Ziel natürlich die Wiederherstellung des ungestörten Zustandes des körperlichen, psychischen und sozialen Wohlbefindens. Bei depressiven Erkrankungen können, durch die Sporttherapie, noch Unterziele, unter Berücksichtigung der Leitsymptome, im kognitiven und emotionalen Bereich, erreicht werden. Dies können sein:

- Aufbau und Neuentwicklung des Körperbewusstseins
- Verbesserung der Alltagsmotorik
- Verbesserung der Wahrnehmungs-, Konzentrations- und Koordinationsfähigkeit
- Verbesserung der Befindlichkeit und des Wohlbefindens
- Vermittlung und Training sozialer Fertigkeiten

Bei depressiven Erkrankungen sollte vorrangig über die Förderung der Selbstregulationsfähigkeit die Wiederherstellung des psycho-physischen Gleichgewichts erreicht werden. Ob der Patient diese Inhalte und Angebote auch annimmt, hängt entscheidend von den Kompetenzen der Therapeuten, insbesondere in den Bereichen der psychologischen, sportlichen und pädagogischen Fähigkeiten, ab. An den Therapeuten werden vielfältige Anforderungen gestellt. Er muss geduldig, dosiert und erfolgsorientiert den Patienten in seinem Dialog zum eigenen Körper bewegungsrelevant unterstützen. Der Therapeut hilft dabei Erfahrungen, die der Patient macht zu verbalisieren und bewusst zu machen. Außerdem macht er dem Patienten, Sinneszusammenhänge zwischen körperlichen und psychischen Funktionen, deutlich. Dadurch, dass sich der Therapeut dem Patienten sehr intensiv zuwendet, kommt es meist schon zu einer ersten Verbesserung der Befindlichkeit. Dadurch, dass der Patient Bewegungen wieder selbständig ausführt, kommt es zu einer Steigerung des Selbstvertrauens und zu einer neu gewonnenen Selbstsicherheit (Deutsche Zeitschrift für Sportmedizin,1999 (50), S.110).

Durch Kontakt- und Kooperationsaufgaben wird die bewegungsorientierte

Behandlungsstrategie ergänzt. Der depressive Patient soll aus seiner Isolation und Kontaktlosigkeit heraus geholt werden. Ziel ist es den Patienten kognitiv Umzustrukturieren und seine Einstellung zu verändern. Dies ist nur durch eine enge Zusammenarbeit zwischen dem zielorientierten Sport- und Bewegungsprogramm und psychotherapeutischen Behandlungsverfahren zu erreichen. Nur durch die Übertragung der psychotherapeutischen Verfahren auf die sportbezogenen Programme kann es zu einer spezifischen Wirksamkeit kommen (Deutsche Zeitschrift für Sportmedizin,1999 (50), S.110).

Somit kann die Bewegungstherapie als ein Teil der Verhaltenstherapie gesehen werden. Die kognitive Therapie nach Beck möchte zum Beispiel erreichen, dass der therapeutische Prozess für den Patienten transparent wird. Durch das vermehrte selbständige ausführen der Übungen durch den Patienten, soll dessen Befindlichkeit gesteigert werden. Die Aufgabe des Therapeuten liegt darin diesen Prozess, bei der Planung und Durchführung des Sportangebots aufmerksam zu begleiten und situativ sensibel zu reagieren. Gleichzeitig sollen negative Denkmuster, die die Krankheit aufrecht erhalten herausgearbeitet werden und auf ihre Logik und Stimmigkeit hin, überprüft werden. Wenn die negativen Denkmuster erkannt wurden und dem Patienten bewusst sind wird, begleitet durch das Sportprogramm, an der Veränderung der negativen und hinderlichen Denkmuster gearbeitet (Deutsche Zeitschrift für Sportmedizin,1999 (50), S.111).

Bei der interpersonellen Psychotherapie (ITP) steht die Problemanalyse im Mittelpunkt des Konzeptes. Hier geht es z.B. um Beziehungsängste und um die Defizite, die der depressive Patient hat und die diese interpersonellen Probleme auslösen. Bei dieser Therapieform sind flexible Interventionen möglich. In diesem Therapieverfahren kommen verschiedene sportliche Aktivitäten, die das gleiche Ziel verfolgen zum Einsatz. Bei dieser Therapieform soll eine Korrektur der Einstellung des Patienten erreicht werden. Des weiteren sollen die sozialintegrativen Fertigkeiten und die Selbstbehauptung des Patienten verbessert werden. Zum einen fördert das sportliche Aktivitätsprogramm die körperliche Fitness und zum anderen wird die Sozialkompetenz durch partnerbezogene Spiele gefördert (Deutsche Zeitschrift für Sportmedizin,1999 (50), S.111).

Im Rahmen der Sporttherapie kann auch die Gruppentherapie zum Einsatz kommen. Der Übergang von der Einzel- zur Gruppentherapie verläuft jedoch nicht immer ganz einfach, weil depressive Patienten oftmals soziale Kontakte meiden. Dieses Rückzugverhalten ist zu erklären durch den Interessenverlust, Verlust der Freude an Aktivität oder die mangelnde Fähigkeit auf Ereignisse emotional adäquat reagieren zu können. Da der Patient zu Beginn oft scheu und zurückhaltend ist kommt es hier wieder besonders auf die Fähigkeiten und Kompetenzen der Therapeuten an. Der Therapeut muss den Patienten motivieren und ihm besondere Zuwendung zukommen lassen. Die Gruppentherapie sollte langfristig angelegt sein und vor allem erlebnisorientierte Übungen enthalten. Das Ziel der Gruppentherapie soll sein, dass der Patient lernt, negative Grundhaltungen durch positive Erfahrungen, z.B. durch Bewegung, Spiel und Sport in der Gruppe, ersetzen zu können (Deutsche Zeitschrift für Sportmedizin,1999 (50), S.111).

Als nächstes sollte sich der Therapeut überlegen, wie das Sportprogramm inhaltlich gestaltet werden kann und sollte. Generell ist es ratsam, dass sich die Übungsformen an den Leitsymptomen der Patienten orientieren. Insbesondere in Gruppentherapien sollte das Angebot noch differenziert werden nach dem individuellen Anspruchs- und Fertigkeitsniveau der Patienten, so dass weder Über- noch Unterforderung erzeugt wird. Dies könnte zu erneuten Misserfolgssituationen beim Patienten führen. Grundsätzlich ist das Sportprogramm so zu konzipieren, dass die vorhandenen Fähigkeiten und Stärken der Patienten angesprochen und unterstützt werden. Das Sportangebot sollte möglichst breit ausgelegt werden, damit vielfältige Bewegungsreize angesprochen werden. Die Richtlinien des Deutschen Sportärztebundes schlagen folgende Angebotspalette vor:

- mobilisierende Atemübungen
- Lockerungsübungen
- Dehn- und Kräftigungsübungen
- Sportspiele mit verschiedenen Geräten und Bällen
- Gymnastik/Tanz
- Laufprogramme u.v.a.m

Die Individual- und Gruppentherapien sollten nach folgenden Aufbaugrundsätzen konzipiert sein. Die 1. Phase dient dem Kennenlernen, der Motivation und dem Vertrauensaufbau. In Phase 2 sollen Körper- und Sinneswahrnehmungen geschult werden und das Selbstvertrauen aufgebaut werde. Die 3. Phase intensiviert den Aufbau des Selbstvertrauens und fördert soziale und emotionale Kompetenzen. In der 4. Phase wird die Selbstverantwortlichkeit gestärkt und Phase 5 könnte als ambulante Nachsorge ausgebaut werden z.B. im Rahmen eines Angebots im Sportverein. Hier besteht jedoch das Problem, dass es momentan kaum Angebote für an Depression Erkrankte, im ambulanten Bereich, gibt. Während es z.b. für Herzsportgruppen schon ausgereifte Konzepte gibt, kann es für Sportgruppen mit Depressiven bisher nur Empfehlungen geben. Es gibt bislang auch noch kein Curriculum für die Ausbildung von spezielle ausgebildeten Übungsleitern. Auf dem Gebiet der ambulanten Nachsorge von Patienten mit affektiven Störungen gibt es noch viel Handlungsbedarf (Deutsche Zeitschrift für Sportmedizin,1999 (50), S.111-112).

Im nächsten Kapitel möchte ich die Methoden der integrativen, der konzentrativen und der rhythmischen Bewegungstherapien vorstellen und deren Wirkungsweise beschreiben. Alle drei Therapieformen werden in der Gruppentherapie, innerhalb der stationären Behandlung, bei Patienten mit depressiven Störungen, eingesetzt.

3.2   Integrative Bewegungstherapie

Im Zentrum der integrativen Bewegungstherapie steht die „wache Bewusstheit" des Patienten, zu wissen, was in ihm und um ihn herum passiert. Der Patient lernt mit seinen Sinnesorganen wahrzunehmen, was in ihm passiert. Aus den Wahrnehmungen lassen sich Strukturen erkennen. Der Körper des Menschen nimmt die sinnhaften Wahrnehmungen auf und speichert sie ab in Bewusstes und Unbewusstes (Kirchmann, 1982, S.14).

Das ist die Annahme, die der integrativen Bewegungstherapie zu Grunde liegt. Durch die Therapie soll erreicht werden, dass der Körper wieder wahrnehmungs- und ausdrucksfähig wird. Damit das geschehen kann, muss die individuelle und kollektive Geschichte und die Veränderungen in der persönlichen und gesellschaftlichen Gegenwart, aufgearbeitet werden. Dies Aufgabe ist sehr komplex und erfordert einen multimodalen methodischen und praktischen Ansatz (Kirchmann, 1982, S.14).

Der Prozess der integrativen Bewegungstherapie läuft vierstufig ab. Er beginnt mit der Initialphase, in der es darum geht diagnostisch-anamnetisch zu arbeiten. In dieser Phase wird erstmal der Kontakt geknüpft. Dann geht es darum die Gruppe zu einer Einheit werden zu lassen, um darauf aufbauend das Geschehene zu vertiefen. Der Therapeut kann in dieser Phase sich mit der Gruppe bekannt machen, Tendenzen wahrnehmen, das Verhalten einzelner beobachten und einordnen, und die Struktur der Gruppe erkennen und analysieren. In dieser Therapiephase wird oft, durch gezielte Bewegungsangebote ein Konflikt oder eine erlebnisbesetzte Stimmung, initiiert um Einzelne zu erkennen, die dann aus der Gruppe heraustreten (Kirchmann, 1982, S.18).

Es erfolgt der fließende Übergang in die Aktionsphase. In dieser Phase kommen oft existentielle Gedanken und Gefühle auf, die sowohl heiteren als auch dramatischen Charakter haben können. Das heitere Erleben, also die positiven Erlebnisse im Leben haben in der Therapie die bedeutendere Rolle. Dadurch, dass eine Situation, die positiv war wiederholt durchdacht und nachempfunden wird, kann das weitere Handeln und Denken positiv beeinflusst werden. Auch beim wiederholten durchleben negativer Erlebnisse kann es zu positiven Auswirkungen kommen, weil der Patient dadurch unbewusst, belastendes Material abwerfen kann. Durch das Durchleben von vergangenen Ereignissen kann es zu einer „integrierten Gestalt" kommen. Das bedeutet, dass der Patient Ereignisse oder Verhaltensweisen realitätsgetreuer gewichten und einschätzen kann. Dadurch verlieren sie ihre Dominanz bzw. werden vom Patienten nicht weiter verdrängt. Dadurch, dass depressive Patienten oft unter Ereignissen leiden, die sie falsch gewichtet oder beurteilt haben kann ihnen durch die integrative Bewegungstherapie sehr geholfen werden (Kirchmann, 1982, S.18).

Es folgt die Integrationsphase, in der das geschehene aus den zwei vorherigen Phasen, für den Einzelnen und die Gruppe, reflektiert werden soll. Dabei ist es wichtig, dass beim Patienten noch das eigene subjektive Empfinden, präsent ist. Der Patient soll niemals zu irgendeiner Einsicht gedrängt werden. Aufgabe der Gruppe ist es dem Patienten ein Feedback zu geben und ihm persönlich Eindrücke mitzuteilen. Der Patient hat aber das Recht diese Eindrücke auch als nicht zutreffend abzulehnen (Kirchmann, 1982, S.18).

Die vierte und letzte Phase ist die der Neuorientierung. Sie hat Verhaltensänderungen zum Inhalt, die innerhalb der Therapie eingeübt werden können. In dieser Phase können auch Entspannungstechniken zum Einsatz kommen (Kirchmann, 1982, S.18).

Als zweite Methode der Bewegungstherapie soll im nächsten Kapitel die konzentrative Bewegungstherapie und damit die wohl bekannteste der drei Therapieformen erläutert werden.

3.3 Konzentrative Bewegungstherapie

Unter dem Begriff konzentrativ wird in diesem Fall die Hinwendung des ganzen Menschen auf sich selbst und seine Umwelt gemeint. Der Patient wendet sich mit seinen geistigen, körperlichen und sinnhaften Fähigkeiten sich und seiner Umwelt zu. Gefördert werden soll dies dadurch, dass die visuelle Wahrnehmung ausgeklammert wird. Das ist wichtig, weil die visuelle Wahrnehmung sehr ausgeprägt ist und oftmals andere Wahrnehmungen wie z.B. das Fühlen vom Menschen gar nicht mehr eingesetzt werden. Dadurch, dass der Menschen viele Dinge nur noch visuell wahrnimmt, baut er eine Distanz zu seiner Umwelt und manchmal auch zu sich selbst auf. Die konzentrative Bewegungstherapie möchte, dadurch dass der visuelle Sinn ausgeschaltet wird, die anderen Sinne wieder wachrufen und entwickeln. Zu Beginn der Therapie steht oft Verunsicherung, weil der Patient es nicht gewohnt ist nur mit seinen anderen Sinnen zu leben. Der positive Nebeneffekt ist der, dass sich der Patient für eine Verhaltensänderung öffnet. In der konzentrativen Bewegungstherapie wird viel mit spüren und tasten gearbeitet. Dies führt dazu, dass die Distanz zur Umwelt verloren geht und sich der Patient dazugehörig fühlt (Kirchmann, 1982, S.20-21).

Nach der kurzen Phase der Verunsicherung folgt eine Phase der zunehmenden Selbstsicherheit beim Patienten. Der Patient lernt sich auf seine anderen Sinne zu verlassen und er lernt sich auf sich zu konzentrieren und sich selbst und seine Umwelt anders wahrzunehmen (Kirchmann, 1982, S.21).

Inhalte der konzentrativen Bewegungstherapie sind keine gymnastischen Übungen oder sportliches Training, da der visuelle Sinn meist ausgeschaltet wird. Der Patient wird vielmehr behutsam zu möglichen Bewegungsabläufen hingeführt. Die auszuführenden Bewegungen werden vorher vom Patienten gedanklich durchgespielt, was sehr sinnvoll ist, da Untersuchungen gezeigt haben, dass sich der Muskeltonus in der Muskulatur senken, wenn der Patient rein gedanklich arbeitet. Durch diese fast mediative Technik kann durch eine innere Bewegung eine äußere Bewegung initiiert werden. Bei den Bewegungen kommt es nicht auf besondere Bewegungen an, vielmehr werden sich Alltagsbewegungen zu nutze gemacht, um dem Patienten seine Erwartungshaltungen, seine Frustrationen und seine inneren Widerstände bewusst zu machen. Durch den Einsatz von Materialien können ganz bestimmte psychologische Probleme wie z.B. Geben und Nehmen oder Annehmen und Ablehnen bearbeitet werden. Die Patienten spüren in der konzentrativen Bewegungstherapie ihren Körper, aber auch Gegenstände und werden dadurch sensibilisiert und können dadurch später mit einem Partner oder der Gruppe besser umgehen (Kirchmann, 1982, S.21-22).

Die konzentrative Bewegungstherapie ist einer dynamischen Methodik unterworfen dennoch lässt sie sich in fünf Phasen unterscheiden. Die erste Phase dient dazu, dass der Patient sich in der Gruppe einfindet und sich einen Platz in der Gruppe sucht, was für depressive Menschen oft sehr schwer ist. In dieser Phase werden oft Entspannungs- oder Atemübungen gemacht damit sich der Muskeltonus senkt und Verspannungen gelockert werden. In diese Phase fallen auch alle Übungen, die körperliches Erspüren zum Ziel haben (Kirchmann, 1982, S.22).

Die zweite Phase dient der Öffnung des Patienten. Der Patient sammelt sich weiterhin selbst und zusätzlich dazu werden Objekte mit einbezogen. In dieser Phase kann es zum Beispiel ein musikalisches Angebot geben oder der Patient kann sich anhand von Zeichnungen, Malmaterial oder Knetmasse ausdrücken (Kirchmann, 1982, S.22).

In Phase drei ergänzt ein Partner die Therapie. Der erste Kontakt zu einem

Partner kann über ein Objekt aufgenommen werden. Diese Phase baut auf das Erlebte der vorangegangenen Phasen auf und erweitert es. Im Laufe der dritten Phase kommt es auch zu Partnerwechseln, weil der Patient bei unterschiedlichen Partnern auch unterschiedliche Erfahrungen mit sich selbst macht und verschiedene Reaktionsweisen kennenlernt. Durch Partnerspiele kann es zu einer Aktivität in der Gesamtgruppe kommen (Kirchmann, 1982, S.22).

In Phase vier wird der Einzelne wieder zu sich selbst zurückgeführt,damit er das erlebte reflektieren und für sich einordnen kann. In dieser Phase ist es wichtig, dass die Patienten Ruhe und Zeit bekommen, damit sie lernen mit dieser Rückführung umzugehen (Kirchmann, 1982, S.23).

In der fünften und letzten Phase wird das Geschehene in der gesamten Gruppe reflektiert. Das ist wichtig, weil die Gruppe den gesamten Prozess mit begleitet hat und in dieser Phase Beobachtungen anderer geäußert werden können (Kirchmann, 1982, S.23).

Bei der konzentrativen Bewegungstherapie ist es ähnlich wie bei der integrativen. Der Patient entscheidet, ob und wie er mitmacht. Der Therapeut stellt nur ein offenes Angebot dar. Dadurch soll erreicht werden, dass die Patient angstfrei und ohne Druck arbeiten können. Auf der anderen Seite kann gerade dieses offene Angebot Angst und Unsicherheit hervorrufen. In dieser Situation ist die Erfahrung und das Selbstverständnis des Therapeuten gefragt (Kirchmann, 1982, S.23).

3.4 Rhythmische Bewegungstherapie

Bei der rhythmischen Bewegungstherapie handelt es sich sowohl um eine Musiktherapie als auch um eine Bewegungstherapie. Diese Therapieform nimmt eine Sonderstellung in der nonverbalen Therapie ein, weil Musik und Bewegung eng miteinander verbunden werden. In der rhythmischen Bewegungstherapie geht es weniger um das konsumieren von Musik, sondern darum Instrumente selber zu spielen. Der erzeugte Rhythmus kann sich positiv auf den Patienten auswirken, indem z.B. der Blutdruck sinkt, der Atem gleichmäßiger und ruhiger wird, der Muskeltonus sinkt und der Hautwiderstand positiv beeinflusst wird. All diese positiven Auswirkungen können nur geschehen, wenn der

Patient der Musik bewusst oder unbewusst zuhört. Das Zuhören ist somit eines der wichtigsten Ziele der rhythmischen Bewegungstherapie. Dadurch wird der Patient von Ich-bezogenen Gedanken gelöst und kann sich der Neuaufnahme und Veränderung öffnen (Kirchmann, 1982, S.25).

Darüber hinaus besitzt der Rhythmus Aufforderungscharakter. Er regt den depressiven Patienten, der meist lethargisch ist dazu an sich körperlich, geistig und emotional zu bewegen. Der Patient muss sich mit seiner Bewegung dem Rhythmus anpassen und seine Bewegungen gewinnen dadurch Struktur, Ordnung und Akzentuierung. Der Patient ist durch den Rhythmus in seiner Bewegung sicher und hat gleichzeitig noch gestalterische Freiheiten (Kirchmann, 1982, S.26).

Die Komponente Zeit spielt in der rhythmischen Bewegungstherapie eine wichtige Rolle. Der Patient wird durch die Musik dazu veranlasst in der Gegenwart zu leben und in Bewegung zu kommen. Durch die Bewegung findet der Patient den Kontakt zu sich selbst wieder und kann dann auch wieder Kontakte zu seiner Umwelt aufnehmen. In der rhythmischen Bewegungstherapie geht es weniger darum sich körperlich zu Ertüchtigen, sondern vielmehr um kleine Bewegungen durch die neue Verhaltensweisen entstehen können bzw. Spannungen und Fixierungen gelöst werden können (Kirchmann, 1982, S.26).

Eine Phaseneinteilung ist bei der rhythmischen Bewegungstherapie nur schwer möglich, weil sich der Therapieablauf auf aktuelle Gegebenheiten stützt. Es wird aber nach den methodisch-didaktischen Grundsätzen vorgegangen vom einfachen zum komplexen zu gehen und die Stunde in drei Phasen aufzuteilen, der Einleitungs-, Erarbeitungs-, und Schlussphase. Die Einleitung dient der allgemeinen Auflockerung und soll auf das zentrale Thema der Stunde vorbereiten. Die Erarbeitungsphase wird aus einem aktuellen Problem abgeleitet und in Form von Bewegung erarbeitet. Die Schlussphase rundet die Stunde ab. Sie kann aber auch die Stunde nochmal reflektieren oder zur allgemeinen Beruhigung durch Entspannung beitragen (Kirchmann, 1982, S.27).

Im nächsten Kapitel möchte ich mich näher mit der Effektivität der Sporttherapie beschäftigen. Zu diesem Zweck habe ich verschiedene Studien ausgewählt, die die Effekte eines körperlichen Trainings untersucht haben.

4 Vergleich verschiedener Studien zur Effektivität der Sporttherapie

Die Leitlinien für Unipolare Depression besagen, dass viele Studien bestätigen, dass sich körperliche Aktivität positiv auf die Stimmung der zumeist jungen Menschen, auswirkt. Im folgenden soll auf einige Studien eingegangen werden, die sich mit Sport und deren Wirkung auf Depressionen auseinandergesetzt haben.

So konnten Farmer et al. 1998 im Rahmen ihrer groß angelegten Längsschnittstudie nachweisen, dass sportliche Inaktivität einen Risikofaktor für das Auftreten einer Depression darstellt.

Zu demselben Resultat kam die Arbeitsgruppe um Camacho nach der Auswertung der „Alameda County Studie". Durch die positiven Resultate dieser und anderer Studien, die die positiven primärpräventiven Effekte sportlicher Aktivität nachweisen konnten, erhielt die Sporttherapie Einzug in die Therapie bei Depressionen (Camacho, 1991, S.220-231).

Eine weitere Untersuchung von Blumenthal et al. zeigte ebenfalls eine Verbesserung des Schweregrads der Depression. Er kam zu dem Schluss, dass die bewegungstherapeutische Intervention ein sehr geeignetes und wirkungsvolles Instrument im Rahmen der stationären Therapie sein kann, insbesondere dann, wenn das Training nachhaltig ist und von den Patienten nach der stationären Therapie selbständig weiter betrieben wird. Das dieses Stadium meistens nicht erreicht wird, ist bereits bekannt und oft dokumentiert worden. Bei den meisten Menschen verringert sich die Motivation Sport zu treiben, wenn die körperlichen Beschwerden nachlassen. Wenn Menschen trotzdem eine Aktivität verfolgen ohne, dass sie einen offensichtlichen Nutzen davon haben wird in der Motivationspsychologie vom sogenannten Flow-Phänomen gesprochen (Blumenthal, 2007, S.587-596).

Bei Patienten mit depressiver Symptomatik haben offene Studien gezeigt, dass es kurzfristige Wirkungen bei einem täglichen aeroben Trainingsprogramm gibt, die sich in einer Verbesserung der Stimmung bereits bis zum 14. Tag zeigen. Das bedeutet, dass sich Ausdauersport nicht nur bei Gesunden, sondern auch bei bereits an Depressionen erkrankten Menschen, positiv auf die Stimmung auswirkt (Dimeo, 2001, S.114-117).

In einer anderen randomisiert kontrollierten Studie über einen Zeitraum von 16 Wochen wurden 156 ältere Patienten mit depressiver Episode untersucht und die Wirksamkeit von Sertralin mit dem Einfluss durch ein aerobes Übungsprogramm verglichen. Die Untersuchungsergebnisse zeigten am Ende der Studie, dass die Effekte des aeroben Übungsprogramms genauso groß waren, wie die Einnahme von Sertralin. Jedoch zeigte die Sertalingruppe eine schnellere Reaktion auf den Wirkstoff, als die Trainingsgruppe auf ihre Übungen (Blumenthal, 1999, 2350-2356).

Zu dieser Studie gab es eine Nachfolgestudie, die sowohl Patienten mit leichter, mittelgradiger als auch schwerer Depression, untersuchte und randomisierte. Eine Gruppe bekam ein angeleitetes Gruppenübungsprogramm, die zweite Gruppe bekam körperliche Übungen, die alleine zu Hause ausgeführt werden mussten, eine dritte Gruppe bekam 50-200mg Sertralin und die vierte Gruppe ein Placebo Medikament. Das Ergebnis zeigte, dass bei der Sertralin Gruppe die Beschwerden kurzfristig bei 45% der Probanden zurückgingen und bei der Gruppe, die mit Placebo behandelt wurden gingen die Beschwerden bei 31% zurück. Die größten Remissionsraten zeigten sich bei den beiden Gruppen mit einer aktiven Behandlung. Die Gruppe, die in ihren Übungen angeleitet wurden eine Remissionsrate von 47% und die Gruppe, die alleine zu Hause geübt hatte eine Remissionsrate von 40%. An diesem Ergebnis zeigt sich auch sehr schön, dass eine Gruppentherapie, die angeleitet wird bei Depressiven effektiver ist, da sich viele Depressive für ein alleiniges Trainingsprogramm zu Hause schlecht motivieren können (Blumenthal, 2007, S. 587-596).

Dennoch zeigte eine Metaanalyse aus dem Jahre 2001, dass die Wirksamkeit der Übungen zur Symptomminderung bis dahin nicht abschließend beurteilt werden konnte, weil es bislang keine qualitativ hochwertigen Studien an klinischen Populationen gab (Lawlor, 2001, 763-767).

Im Jahre 2005 veröffentlichten Brown et. Al eine Studie, die sie zwischen 1996-2001 mit Frauen, mittleren Alters, in Australien, durchführten. In ihrer Studie wurden die Dosis-Wirkungsbeziehungen, zwischen den eigenen Angaben zur körperlichen Aktivität und den depressiven Symptomen, untersucht. Die Teilnehmerinnen wurden zu drei Erhebungszeitpunkten per Email zu ihrer körperlichen Aktivität, den Trainingsintensitäten und zu ihren Symptomen befragt. Die Ergebnisse dieser Befragungen wiesen daraufhin, dass ein Zusammenhang zwischen der Intensität der körperlichen Bewegung und den depressiven Symptomen bei Frauen mittleren Alters besteht (Brown, 2005, S.265-72).

Dunn et. Al veröffentlichten ebenfalls im Jahre 2005 eine Studie, die zwischen 1998-2001 und in den Jahren 2002-2003 durchgeführt wurde. In dieser Studie sollte untersucht werden, ob die Ausübung von Sport eine wirksame Behandlung von leichten bis mittelschweren Depressionen, bei Personen im Alter zwischen 20 und 45 Jahren, darstellt und es sollte die Dosis-Wirkungs-Beziehung der Ausübung und der Verringerung der Symptome bei einer Depression untersucht werden. Die Untersuchung war eine randomisierte Studie mit einer Placebo-Kontrollgruppe. Die Teilnehmer wurden in vier Gruppen eingeteilt, die alle ein Aerobic Programm absolvierten. Die Gruppen unterschieden sich nur im Umfang und der Intensität des Trainings. Nach dem 12-wöchigen Training kam die Studie zu folgenden Ergebnissen. Das Training der Gruppe, die mit einer Intensität trainierte, die zur Gesunderhaltung empfohlen wird, führte zu einer wirksamen Behandlung und zu einem Rückgang der Symptomatik. Eine niedrige Dosis des Trainings war in der Auswertung vergleichbar mit der Placebo Gruppe (Dunn, 2005, S.1-8).

Eine weitere sehr aktuelle Studie aus dem Jahre 2008 von Techeynne et. Al wollte mehr darüber herausfinden, was die optimale Dosis, den optimalen Bereich und den sozialen Kontext der körperlichen Aktivität betrifft. Des weiteren sollte herausgefunden werden inwieweit die Gefahr des Ausbruchs einer Depression verringert werden kann. Deshalb sollte der Zusammenhang dieser Komponenten und der Quote von depressiven Symptomen bei 1501 Frauen zwischen 18-65 Jahren genauer untersucht werden. Das Ergebnis zeigt, dass diejenigen, die mehr als 3,5 Stunden pro Woche Sport treiben eine verringerte Symptomatik an depressiven Symptomen zeigen. Es zeigte sich auch, dass die mit einer mäßigen Trainingsintensität und die, die mit einem Partner trainierten Verbesserungen in der depressiven Symptomatik aufwiesen. Das Ergebnis zeigt, dass der soziale Kontext und der optimale Bereich des Trainings unter Umständen eine größere Rolle für die psychische Gesundheit von Frauen spielt, als nur die Gesamtdosis der körperlichen Aktivität (Techeynne, 2008, S.27).

Das Sport genauso wirksam ist wie Medikamente, ist laut Prof. Gerhard Huber, Sportwissenschaftler von der Universität Heidelberg, zu weit her geholt und kritisch zu beurteilen. Er beschäftigte sich mit zahlreichen Studien zur psychotherapeutischen Wirkung von Sport, darunter auch einige der eben zitierten, die zu dem Ergebnis kommen, dass Sport genauso wirksam gegen Depressionen ist wie Medikamente und dass die Rückfallquote geringer ist. Doch Prof. Huber findet es „grob fahrlässig den Patienten bei einer klinisch-manifesten Depression zu raten, sich zu bewegen und die Pillen weg zu lassen" (Quelle:DPA).

Prof. Huber vertritt die Meinung, dass die Dosis der Medikamente durch Sport gesenkt werden könne, weil durch Sport das Gehirn besser durchblutet wird und somit die Wirkstoffe schneller in das Gehirn gelangen. Des weiteren meint Prof. Huber, dass die Medikamente schneller wieder abgesetzt werden können, weil Sport selbst die Wirkung einer Droge hat. Der Körper schüttet Kortisol und Opiate aus und verbessert die Übertragung von Neurotransmittern, die bei Depressiven verlangsamt ist. Diese Aussage wird laut Huber derzeit von der Wissenschaft nur vermutet. Wissenschaftliche Studien, die die Aussagen beweisen fehlen derzeit noch. Wichtiger als wissenschaftliche Belege sind aber die positiven Erlebnisse beim Sport. Die Patienten machen während des Laufens neue Körpererfahrungen. Sie merken, dass sie fitter werden und mehr schaffen, als sie geglaubt hätten. Durch den Sport werden die Patienten aktiv und kommen aus ihrer Passivität heraus. Besonders hilfreich ist das therapeutische Laufen in Gruppen, weil die Patienten dadurch zusätzliche Motivation erhalten. Prof. Ulrich Bartmann von der Fachhochschule Würzburg-Schweinfurt sieht das Laufen als den Königsweg aus der Depression an, weil beim Laufen die Anforderungen vorsichtig dosiert sind und somit zu schnellen Erfolgserlebnissen führen. Er warnt allerdings davor das Laufen nur als Therapie zu sehen, die bei einer Besserung der Symptomatik abgesetzt wird. Er sieht es als Aufgabe des Patienten an den aktiven Lebensstil lebenslang beizubehalten, denn bei absetzen des Sports gehen die positiven Effekte innerhalb eines dreiviertel Jahres verloren (Quelle:DPA).

Eine neuere Studie aus dem Jahre 2006 zeigte wiederum eine Wirksamkeit körperlicher Übungen bei älteren Patienten. Hier wurden durch das körperliche Training die Symptome bei leichten, mittelgradigen, als auch schweren Depressionen, reduziert. In dieser Studie zeigten sich jedoch methodische Mängel (z.B. wurde die Zuweisung der Patienten nicht hinreichend beschrieben), so dass weitere kontrollierte Studien notwendig sein werden, um die Bedeutung der Sporttherapie bei Depressionen besser einschätzen zu können. Dennoch wird ein körperliches Training aus klinischer Erfahrung heraus empfohlen, um das Wohlbefinden zu steigern und um depressive Symptome zu lindern (Sjosten, 2006, S.410-418).

Unumstritten und wissenschaftlich nachgewiesen ist auch, dass es bei Normalpersonen zu positiven Effekten im Bereich des körperlichen und seelischen Befindens kommt. Die sportmedizinische und trainingswissenschaftliche Forschung kann zahlreiche physiologische Veränderungen, durch ein Ausdauertraining nachweisen. So kommt es z.B. auch zu einer Regulation der Hormonproduktion von den Endorphinen, Noradrenalin, Serotonin, Adrenalin, Dopamin und Cortison. Da eine gestörte Regulation der Hormone mit der Entstehung von Depressionen in Verbindung gebracht wird kann hier ein Ansatz für den Erfolg eines Ausdauertrainings gesehen werden (Hautzinger & Kleine, 1990, S.70).

Neben den rein physiologischen Veränderungen fanden Wissenschaftler auch eine Reihe von positiven psychischen Veränderungen, die ein regelmäßiges Ausdauertraining bewirken kann. So wurde durch Wagemaker/Goldstein (1980) herausgefunden das die Teilnehmer ihrer Studie nach einem Ausdauertraining klarer und konzentrierter denken konnten. Andere Autoren fanden heraus, dass sich nach einem Ausdauertraining die Anspannung vermindert, dass eine Erschöpfung eintritt und dass es zu einer Verwirrung bei gleichzeitiger erhöhten Vitalität kommt (Hautzinger & Kleine, 1990, S.71).

Um die Problematik der Aussagekraft der Studien zu verdeutlichen, soll im folgenden eine Studie von Hautzinger und Kleine ausführlich beschrieben werden. Die Studie wollte alle methodischen Mängel der bisherigen Studien aufgreifen und beseitigen, hat es aber dennoch nicht geschafft zu eindeutigen Ergebnissen zu kommen. Die Studie soll zeigen, dass es bei den Studien oft daran scheitert genug Probanden zu bekommen, die bis zum Ende teilnehmen und ein relativ einheitliches und somit vergleichbares Krankheitsbild zeigen.

So wurde z.B. ein Umkehrplan (A-B-A-B-Design) entwickelt, um der geringen Probandenzahl entgegen zu wirken. Der Plan besagte, dass mit einer dreiwöchigen Baseline gestartet wurde (A), in der sich die Teilnehmer zweimal pro Woche zu einem Spaziergang trafen und der zur Messung der Ausgangsbedingungen diente. An die drei Wochen schloss sich eine sechswöchige erste Laufphase (T2) an. In dieser Phase trainierten die TN dreimal pro Woche. Im Anschluss an die erste Laufphase folgte eine dreiwöchige Laufpause. Wenn sich die Eingangshypothese bestätigt, müsste während der ersten Laufphase (T2) eine Verbesserung der depressiven Symptomatik eingetreten sein. In der Laufpause müsste sich die Symptomatik wieder verschlechtert haben. An die Laufpause schloss sich die zweite Baseline an, die sich über einen Zeitraum von 15 Wochen und dreimaligem Training pro Woche erstreckte. Diese Phase wurde ganz bewusst wesentlich verlängert, weil geprüft werden sollte, ob sich bei zwei unterschiedlich langen Trainingsphasen auch unterschiedlich positive Symptomverbesserungen zeigen (Hautzinger & Kleine, 1990, S.76).

Um die Schwere der Depression und eventuelle Symptomverbesserungen feststellen zu können wurden objektive Verfahren zur Diagnostik genutzt. Die Schwierigkeit bestand darin, dass die Probanden subjektive Aussagen machten, die allerdings auch nachprüfbar sein sollten. So wurden die Informationen über Selbst- und Fremdbeobachtungen erhoben und dokumentiert. Durch die Anwendung verschiedenster, wissenschaftlich anerkannter Test wurde das Risiko, dass die Antworten der Probanden nicht den Tatsachen entsprechen, minimiert (Hautzinger & Kleine, 1990, S.76).

Die Studie lief so ab, dass über lokale Medien 35 Personen gefunden wurden, die sich für den Test bereit erklärten. Mit diesen Personen wurde ein Vorgespräch geführt, welches gleichzeitig zur Eingangsdiagnostik genutzt wurde. Nach diesem Gespräch minimierte sich die Probandenzahl nochmal auf zehn mögliche Teilnehmer, weil alle Personen, die eine starke Depression hatten oder sehr durchtrainiert waren oder körperliche Risikofaktoren aufwiesen, von der Studie ausgeschlossen werden mussten. Zum ersten Lauftreff kamen nur noch sechs der ausgewählten Probanden (Hautzinger & Kleine, 1990, S.79).

Die erste Phase begann wie schon erwähnt mit zweimal wöchentlichen Spaziergängen. In der Laufphase wurde mit einem speziell entwickelten Laufprogramm trainiert, dessen Aufbau Untrainierte schrittweise an das Laufen heranführen sollte. Das Ziel war es 45 Minuten am Stück laufen zu können. Diese Zielzeit wurde so gewählt, weil es in der Literatur heißt, dass bei dieser minimalen Ausdauerleistungsfähigkeit mit einer Verbesserung der Befindlichkeit zu rechnen ist. Da die Teilnehmer in den ersten Trainingswochen nur kurze Strecken liefen, um nicht überfordert zu werden wurde das Trainingsprogramm in den ersten Wochen durch Gymnastik abgerundet. Die Übungsleiter wurden angewiesen keine persönlichen Gespräche mit den Probanden zu führen, um mögliche Beeinflussungen auf das Testergebnis auszuschließen (Hautzinger & Kleine, 1990, S.81).

Bevor ich nun auf die Ergebnisse der Studie eingehen möchte, muss noch erwähnt werden, dass der Rücklauf der Selbstbewertungsbögen zum Teil sehr schlecht war. Dieser Punkt muss bei der Diskussion der Studie mit einbezogen werden. Ein weiterer wichtiger Punkt ist die Teilnahme am Laufprogramm. Einige Probanden weisen hohe Fehlzeiten, insbesondere bei der 15 wöchigen Einheit auf (Hautzinger & Kleine, 1990, S.82).

Das abschließende Ergebnis der Studie stellt sich wie folgt dar. Die Speichelprobe, die von den Probanden genommen wurde um den Kortisolgehalt, zu bestimmen, erwies sich als nicht aussagekräftig, weil sich keine Veränderungen über die fünf Untersuchungsphasen feststellen ließ (Hautzinger & Kleine, 1990, S.91).

Bei dem Beck-Depressionsinventar, ein Selbsteinschätzungsverfahren, um die Schwere der Depression zu bestimmen, ließ sich eine deutliche, aber keine signifikante, Senkung der Werte feststellen. Signifikant waren die Werte nicht, weil es nicht bei allen Probanden zu einer Senkung der Werte kam (Hautzinger & Kleine, 1990, S.91).

Ein weiteres Testverfahren war die Beschwerdeliste, ein Fragebogen zur qualitativen Abschätzung der subjektiven Beeinträchtigung durch körperliche und allgemeine Beschwerden. Hier wurden trotz auffallender Tendenzen keine signifikanten Veränderungen gefunden (Hautzinger & Kleine, 1990, S.91).

Bei der Hamilton Depressionsskala, die auch die Schwere der Depression messen kann, kam es für die gesamte Gruppe zu einer signifikanten Abnahme der Depressionswerte. Bei diesem Wert kam es bei jedem einzelnen Probanden zu einer signifikanten Abnahme (Hautzinger & Kleine, 1990, S.91).

Beim Rush-Inventar Depressiver Symptome, einem Fremdeinschätzungstest wurde für jeden Teilnehmer eine signifikante Senkung des IDS-Summenscores festgestellt. Insbesondere bei folgenden Symptomen, die bei dem IDS Test abgefragt werden, kam es zu einer Verbesserung: nächtliches Erwachen, Stimmung (Traurigkeit, Angst und Verunsicherung), Konzentration, Selbstbewertung, Sicht der Zukunft, Suizidvorstellungen, Interesse am Leben, Energielosigkeit, Vergnügen/Lustempfinden sowie sexuelles Interesse. Die Veränderung dieses Items würde also die Anfangshypothese über Effekte des Lauftrainings bei Depressiven bestätigen (Hautzinger & Kleine, 1990, S.91).

Nachdem die Ergebnisse der Studie vorliegen muss überlegt werden, ob ein therapeutisches Lauftraining nützlich und wirksam ist und inwieweit die vorliegenden Ergebnisse aussagekräftig sind.

Zur Aussagekraft zählt auch, dass die Probanden regelmäßig teilgenommen haben, was bei dieser Studie leider nur bedingt so war. Diese Tatsache lässt auch Rückschlüsse auf die Akzeptanz eines Lauftrainings zu. Zudem ist die Abbruchrate mit 28,6% höher als bei anderen vergleichbaren Studien, was sich eventuell durch die lange Dauer der Studie erklärt. Über den Einfluss auf das Ergebnis der Studie kann nur spekuliert werden. Wenn die Probanden oft fehlen verringert sich natürlich der Trainingseffekt, der sich anhand des Ergometertests zeigte. Es konnte innerhalb der Studie auch nur dreimal die geforderte Zeit von 45 Minuten gelaufen werden. Eine Teilnehmerin kam sogar nur auf eine maximale Laufzeit von 23 Minuten. Diese Tatsache beeinflusst die Testergebnisse in hohem Maße (Hautzinger & Kleine, 1990, S.96).

Ein weitere wichtiger Punkt sind die unterschiedlichen Voraussetzungen, die die Probanden zu Beginn der Studie aufwiesen. Zwei Probandinnen waren im klinischen Sinne als nicht Depressiv einzustufen. Eine Teilnehmerin litt unter einer endogenen Depression und sollte aufgrund der Schwere der Depression eigentlich ausgeschlossen werden. Nur eine Teilnehmerin entsprach der angestrebten Zielgruppe (Hautzinger & Kleine, 1990, S.96).

Durch diese beiden Faktoren ist es schwierig ein einheitliches Bild der erreichten Erfolge zu bekommen. Die Ergebnisse bestätigen sich kaum und stehen nicht immer in einem eindeutigen Zusammenhang zu den erreichten Laufzeiten und der Häufigkeit der Teilnahme. Die Leiter der Studie folgern daraus sehr vorsichtig mit Empfehlungen eines Lauftrainings bei Depressionen zu sein. Als zweifelsfrei festzuhalten ist jedoch, dass positive Effekte durch ein Lauftraining erzielt werden können (Hautzinger & Kleine, 1990, S.97).

Im folgenden möchte ich auf eine aktuelle Studie aus dem Jahr 2008, die sich mit dem Flow Erlebnis, während des Ausdauertrainings beschäftigt, näher eingehen.

Das Flow Phänomen wurde insbesondere durch Csikszentmihalyi untersucht und beschrieben. Demnach ist der Flow das „holistische Gefühl bei völligem Aufgehen in der Tätigkeit". Weiter wird der Flow beschrieben, als ein Zustand bei dem „Handlung auf Handlung folgt und zwar nach einer inneren Logik, die kein bewusstes Eingreifen von Seiten des Handelnden zu erfordern scheint. Er erlebt den Prozess als ein einheitliches Fließen von einem Augenblick zum nächsten, wobei er Meister seines Handeln ist und kaum eine Trennung zwischen sich und der Umwelt, zwischen Stimulus und Reaktion oder zwischen Vergangenheit, Gegenwart und Zukunft verspürt" (Csikszentmihalyi, 2000, S.58-59).

Dieser Zustand wird als so angenehm beschrieben, dass er immer wieder angestrebt wird und Menschen dazu verführt z.B. einem regelmäßigem Lauftraining nachzugehen. Somit ist das Flow erleben auch ein lohnenswertes Therapieziel bei der Arbeit mit Depressiven (Reinhardt, 2008, S.148).

Bislang konnten zwei Studien, aus dem Jahr 2005 und 2007, erreichen, dass Flow-Erleben über die Beanspruchungsintensität induziert wurde. Aufgrund dieser Ergebnisse wurde die Studie über die ich im folgenden berichten möchte konzipiert. Das Ziel der Untersuchung war es die Frage zu beantworten, ob Patienten mit einer klinischen Depression überhaupt in der Lage sind ein Flow Erlebnis zu haben und es sollten die positiven Befindlickeitsveränderungen dieses speziellen Ausdauertrainings dokumentiert werden (Reinhardt, 2008, S.148).

Die Untersuchung erfolgte in einem sporttherapeutischen Labor, der Medizinisch-Psychosomatischen Klinik Roseneck in Prien am Chiemsee. Mit den Versuchspersonen wurde vorher ein persönlicher Intensitätsbereich festgelegt mit dem sie 40 Minuten auf dem Fahrradergometer fahren mussten (Reinhardt,

2008, S.148).

An der Studie nahmen 13 weibliche und 18 männliche Patienten teil. Bei 26 Patienten lag eine mittelgradige depressive Episode vor, bei 5 Patienten eine schwere depressive Episode. Das Durchschnittsalter der Probanden lag bei 42,29 Jahren. Der Jüngste Teilnehmer war 18 Jahre, der älteste 61 Jahre alt (Reinhardt, 2008, S.149).

Der Intensitätsbereich wurde durch das Own-Zone Verfahren von Polar festgelegt. Bei diesem Verfahren wird anhand der Herzfrequenzvariabilität bei ansteigender Belastungsintensität eine persönliche Zielzone errechnet worden. Das Verfahren basiert auf wissenschaftlichen Erkenntnissen (Reinhardt, 2008, S.148).

Der Herzfrequenzbereich der gewählt wurde entsprach 80-90% der maximalen Herzfrequenz. Mit dieser sehr hohen Belastung sollte sichergestellt werden, dass die Teilnehmer Anforderungen ausgesetzt waren, die sie gerade noch so eben, bewältigen konnten. Diese Voraussetzung ist nötig, weil nur dann Flow erlebt werden kann wenn die Anforderungen und die Fähigkeiten, die der Teilnehmer hat passen. Das heißt, dass es zu keiner Über- oder Unterforderung kommen darf, weil sonst kein Flow erlebt werden kann (Reinhardt, 2008, S.148).

BDer Versuchsablauf war so, dass die Probanden zuerst eine Kurzversion des Befindlichkeitsfragebogens von Abele und Brehm ausfüllten. Durch die Selbsteinschätzung der Befindlichkeit vor und nach dem Versuch können Rückschlüsse darauf gezogen werden, ob das Ergometertraining wirklich zu einer Verbesserung der Befindlichkeit beiträgt. Aus Gründen des reduzierten Arbeitsaufwandes wurde die Kurzversion des Fragebogens gewählt. Danach wurde die entsprechende, individuelle Herzfrequenzbreite durch das Own Zone Verfahren ermittelt. Jeder Proband bekam eine untere und eine obere Grenze der Herzfrequenz mitgeteilt, die beim späteren Test eingehalten werden sollte. Nach diesem Eingangstest zur Ermittlung der Herzfrequenzwerte hatten die Probanden eine 15-minütige Erholungspause, in der der Proband eine kurze Einweisung in den Versuchsablauf und in die Flow Diagnostik bekam (Reinhardt, 2008, S.148).

Dann Erfolgte der 40-minütige Test auf dem Ergometer. Der Widerstand wurde dabei automatisch so geregelt, dass sich die Herzfrequenz im jeweils vorher festgelegten Bereich, befand. Stieg die Herzfrequenz über den oberen festgelegten Bereich wurde der Widerstand gesenkt, senkte sich die Herzfrequenz unter den unteren festgelegten Wert, dann wurde der Tretwiderstand erhöht. Nach 13, 26 und 39 Minuten wurde das Flow-Erleben der Probanden erfasst und im Anschluss an das Ausdauertraining wurde noch einmal derselbe Befindlichkeitsfragebogen von den Probanden ausgefüllt wie zu Beginn der Untersuchung (Reinhardt, 2008, S.148).

Um das Flow-Erleben zu erfassen wurde die Flow-Kurzskala von Rheinberg, Vollmeyer und Engeser verwendet. Die Flow-Skala setzt sich aus 16 Items zusammen. Die ersten 10 Items bilden anhand einer 7-Punkte-Likert-Skala („trifft zu" entspricht 1 bis „trifft nicht zu"=7) Komponenten des Flow-Erlebens ab und werden als Generalfaktor zusammengefasst. Zur weiteren Differenzierung lässt sich der Generalfaktor nochmal in zwei Faktoren unterteilen. Der erste Faktor umfasst dabei 6 Items, die durchweg Aussagen zum „Glatten automatisierten Verlauf" einer Handlung beschreiben. Faktor zwei beinhaltet die restlichen 4 Items, die im Zusammenhang mit der „Absorbiertheit" stehen. Diese Aufteilung ist laut Rheinberg sinnvoll, weil das Flow-Erleben unterschiedlich erlebt werden kann. Bei der einen Person eher über den „glatten Verlauf" und bei der anderen eher über die „Absorbiertheit". Damit beides erfasst werden kann wurde die Skala entsprechend differenziert (Reinhardt, 2008, S.149).

Wie schon erwähnt kann es in einer Anforderungssituation auch zu einer Überforderung kommen, in der Angst und Besorgnis entstehen kann. Aus diesem Grund wurde in die Skala noch eine „Besorgniskomponente" eingebaut. Sie besteht aus 3 Items und soll z.B. diese Anforderungen zu anderen Anforderungen bewerten (Reinhardt, 2008, S.149).

Das Ergebnis der Studie ergab einen Flow-Gesamtwert im Mittel von 5,42 und liegt damit auf einem hohen Niveau. Der Wert spricht dafür, dass es unter den beschriebenen Bedingungen gelingen kann, ein Flow-Erlebnis bei depressiven Patienten, zu erreichen. Durch die drei verschiedenen Messpunkte lässt sich auch eine Verlaufsanalyse erstellen. Diese besagt, dass es zwischen dem ersten und zweiten Messzeitpunkt zu signifikanten Werten kommt. Dabei lassen sich die deutlich niedrigeren Messwerte beim ersten Messzeitpunkt, zwischen der 0-13. Minute, durch immer wieder stattfindende Anpassungen an die ansteigende Belastung, erklären. Diese anfänglichen Steigerungen des Widerstandes bis zum erreichen der Zielherzfrequenz wurden von der Probanden bewusst wahrgenommen und im anschließenden Auswertungsgespräch als schwierig beschrieben. Zwischen den weiteren Messpunkten lassen sich keine signifikanten Unterschiede feststellen, was auf einen stabilen Flow Zustand hinweist. Diese Befunde decken sich auch mit früheren Untersuchungen zum Flow-Erleben (Reinhardt, 2008, S.149).

Die Auswertung des Fragebogens zur Befindlichkeit zeigt, dass es allen sieben Dimensionen zu einer signifikanten Befindlichkeitssteigerung nach der Intervention, kam. Die positiven Befindlichkeitsskalen, Ruhe, Aktiviertheit und positive Stimmung stiegen an und die negativen wie, Ärger, Erregtheit, Energielosigkeit und Deprimiertheit senkten sich. Dennoch ist darauf hinzuweisen, dass es sich hier lediglich um kurzfristige Veränderungen der Befindlichkeit, direkt nach dem Ergometertraining, handelt (Reinhardt, 2008, S.148).

Die Ergebnisse werden von den Autoren der Studie wie folgt diskutiert. Die Autoren sehen es als erwiesen an, dass ein Flow-Erleben, bei depressiven Patienten durch ein Ergometertraining, zu erzeugen ist. Das was bei Gesunden bereits erwiesen wurde scheint also auch bei depressiv Erkrankten möglich zu sein. Es wurde nicht nur erwiesen, dass es nach einer sporttherapeutischen Intervention zu einer Verbesserung der Befindlichkeit kommt, sondern auch, dass es im Verlauf des Trainings zu einem Flow-Erleben kommt. Dieses Ergebnis unterstützt das Konzept, dass ausdauerorientierte Maßnahmen in der Sporttherapie bei Depressiven eingesetzt werden sollten. Des Weiteren kann ein Flow-Erlebnis die Patienten dazu motivieren von sich aus an einem Ausdauertraining teilzunehmen, ohne dass die Therapeuten sie erst überreden müssen, was wiederum Zeit und Mühe kostet. Die negative Einstellung zum Sport kann durch das Flow-Erleben bei den Patienten verändert werden, so dass sie Sport mit etwas angenehmen und wohltuenden verbinden. Durch die optimale Trainingsherzfrequenz kann weitgehend ausgeschlossen werden, dass es zu einer Über- oder Unterforderung kommt, so ist sichergestellt, dass die Patienten auch nach der Therapie selbständig trainieren können, wenn sie sich bei ihrem Training an dem vorgegebenen Herzfrequenzbereich orientieren.

Somit wird von pauschalen Trainingsplänen abgerückt und die sporttherapeutische Arbeit geht mehr und mehr hin zu individuellen Trainingsplänen, die genauer auf den einzelnen Patienten abgestimmt sind (Reinhardt, 2008, S.150).

Trotzt der vielen positiven Ergebnisse konnte in dieser Studie nicht geprüft werden, ob die angeregte intrinsische Motivation bei den Patienten ausreicht, um nach der Entlassung weiterhin Sport zu treiben. Mit dieser Fragestellung müssen sich weiterführende Studien erst noch beschäftigen. Ohne dass die Patienten, nach dem Klinikaufenthalt und nach einer Besserung ihrer Symptome, weiterhin Sport treiben ist die Rückfallgefahr auf jeden Fall deutlich erhöht. Ziel einer qualitativ, hochwertigen Sporttherapie sollte es immer sein, die Patienten zum selbständigen Sport treiben zu motivieren (Reinhardt, 2008, S.150).

5 Resümee

Die Sporttherapie ist heute ein fester Bestandteil im Therapieplan bei depressiven Erkrankungen. Sie gilt als Begleittherapie und ist eingebettet in ein Gesamtbehandlungskonzept.

Bereits in den 90er Jahren konnten wissenschaftliche Studien belegen, dass sich Sport primärpräventiv auswirkt und Farmer et. Al sehen in einem inaktiven Lebensstil sogar einen Risikofaktor für den Ausbruch einer Depression.

Schon bald darauf kamen, insbesondere Studien aus dem Nordamerikanischen Raum, zu dem Ergebnis, dass sich körperliche Aktivität auch bei einer bereits bestehenden Depression positiv auswirkt und zu einer Linderung der Symptome führt. Diese Studien fanden auch heraus, dass es zwingend notwendig ist seinen Lebensstil zu ändern und mehr Aktivität einzubauen, denn die positiven Effekte verschwinden nach einiger Zeit, wenn der Patient aufhört aktiv zu sein. Aus diesem Grund ist es besonders wichtig die Patienten zu motivieren auch dann noch Sport zu treiben, wenn die Depression bereits abgeklungen ist. Hier liegt die besondere Herausforderung für den Therapeuten und den Patienten.

Die meisten Studien fanden Effekte bei einem aeroben Ausdauertraining heraus. Auf diese Art des Trainings reagiert der Körper sehr schnell und einige Studien kamen zu dem Ergebnis, das die Effekte ebenso gut sind, wie bei der Gabe von Medikamenten. Dennoch muss auch davor gewarnt werden, Sport statt Medikamenten zu empfehlen. Diese Entscheidung hängt vom Einzelfall und von der Schwere der Depression ab.

Das Problem der meisten Studien war, dass aus ihnen nicht hervorgeht mit welcher Intensität trainiert werden sollte, um positive Effekte zu erzielen. Es wurde jedoch festgestellt, dass es einen Zusammenhang zwischen der Intensität und der Linderung der Symptomatik gibt.

Die aktuellsten Studien befassen sich inzwischen mehr mit den Zusammenhängen von Dosis, Intensität und dem sozialen Kontext und fanden heraus, dass es zum einen wichtiger ist Sport in der Gruppe zu treiben und dass es zum anderen auf eine moderate Intensität ankommt. Hier wurden die besten Ergebnisse in den Studien erreicht. Das alleinige Sport treiben kann die Symptome wenig lindern. Es kommt auch sehr stark darauf an so zu trainieren, dass das Training den Fähigkeiten des Trainierenden entspricht, so dass es zu keiner Unter- oder Überforderung kommt und der soziale Kontext in dem das Training stattfindet wirkt sich ebenfalls sehr stark auf den Therapieerfolg aus.

Leider zeigen sich bei vielen Studien methodische Mängel, oft war die Probandenzahl zu gering, so dass die Aussagekraft der Studien in Frage zu stellen ist. Vielfach wurden auch zu viele unterschiedliche Formen der Depression in einer Studie untersucht, so dass die Aussagen zu den Ergebnissen differenzierter betrachtet werden müssen.

Dennoch zeigt sich alleine aus der klinischen Erfahrung heraus, dass die Sporttherapie positive Effekte hat. Sie wirkt nicht bei jedem Patienten und oft ist es auch das Gesamtbehandlungskonzept, was Wirkung zeigt, so dass hinterher nicht genau bestimmt werden kann, welcher Therapiebaustein mehr oder weniger wirksam war. Dennoch hat sich die Sporttherapie und insbesondere die Bewegungstherapie als Begleittherapie zu Recht etabliert und ist heutzutage aus dem Gesamtbehandlungskonzept nicht mehr wegzudenken.

6   Literaturverzeichnis

Althaus, D., Hegerl, U. & Reiners H. (2005). *Das Rätsel Depression.* München: Verlag C.H. Beck.

Barmer Gesundheitsreport (2009). *Psychische Gesundheit und psychische Belastungen.*

Blumenthal JA, Babyak MA, Moore KA, Craighead WE, Herman S, Khatri P, Waugh R, Napolitano MA, Forman LM, Appelbaum M, Doraiswamy PM, Krishnan KR. *Effects of exercise training on older patients with major depression.* Arch Intern Med 1999;159(19):2349-56.

Blumenthal JA, Babyak MA, Doraiswamy PM, Watkins L, Hoffman BM, Barbour KA, Herman S, Craighead WE, Brosse AL, Waugh R, Hinderliter A, Sherwood A. *Exercise and pharmacotherapy in the treatment of major depressive disorder.* Psychosom Med 2007;69(7):587-96.

Bornkamp-Baake, Gloria. (1981). *Sport in der Psychiatrie.* Ahrensburg bei Hamburg: Ingrid Czwalina.

Brown WJ, Ford JH, Burton NW, Marshall AL, Dobson AJ: *Prospective study of physical activity and depressive symptoms in middle-aged women.* Am J Prev Med 2005; 29: 265–72.

Bundesdesvereinigung für Gesundheit e.V.: „Weltgesundheitstag 2001.", www.who-tag.de/2001themen_hi-depression.htm , o. S. , Zugriff am 19.06.2009

Camacho TC, Roberts RE, Lazarus NB et al: *Physical activity and depression: evidence from the Alameda County Study.* American Journal of Epidemiology. 1991; 134: 220-231.

Csikszentmihalyi, M. (2000). *Das Flow Erlebnis.* Stuttgart: Klett-Cotta.

Deutsches Institut für medizinische Dokumentation und Information, www.dimdi.de/static/de/klassi/diagnosen/icd10/htmlgm2009/block-f30-f39.htm, O.s., Zugriff am 01.07.2009

Dimeo F, Bauer M, Varahram I, Proest G, Halter U. *Benefits from aerobic exercise in patients with major depression: a pilot study.* Br J Sports Med 2001;35(2):114-7.

Dunn AL, Trivedi MH, Kampert JB, Clark CG, Chambliss HO: *Exercise treatment for depression: efficacy and dose response.* Am J Prev Med 2005; 28: 1–8.

Essau, C.A. (2007). *Depression bei Kindern und Jugendlichen* (2. überarb. Auflage). München: Ernst Reinhardt Verlag.

Farmer ME, Locke BZ, Moscicki EK et al. (1998). *Physical activity and depressive symptoms: the NHANESI Epidemiologic Follow-up Study.* American Journal of Epidemiology. 1998;28: 1340-1351.

Faust, V. (1982). *Depressionen Symptomatik – Ätiopathogenese - Therapie.* Stuttgart: Hippokrates Verlag.

Gastpar, M. & Müller, W.E. (Hrsg). (2002). *Depressionen – Versorgungsstrukturen und Behandlungsperspektiven.* Berlin: Springer.

Giger-Bütler, J. (2003). *„Sie haben es doch gut gemeint" Depression und Familie.* Weinheim: Beltz Verlag.

Haase, H.-J. (1976). *Depressionen Entstehung-Erscheinung-Behandlung.* Stuttgart: Schattauer Verlag.

Hautzinger, M. & Kleine, W. (Hrsg.) (1990). *Sport und psychisches Wohlbefinden. Beiträge zum Lehren und Lernen im Gesundheitssport.* Aachen: Meyer & Meyer Verlag.

Hell, D. (2006). Welchen Sinn macht Depression? Ein integrativer Ansatz (überar. Neuausg.). Hamburg: Rowohlth.

Kirchmann, E. (1982). *Moderne Verfahren der Bewegungstherapie* (2. Auflage). Paderborn: Junfermann-Verlag.

Lawlor DA, Hopker SW. *The effectiveness of exercise as an intervention in the management of depression: systematic review and meta-regression analysis of randomised controlled trials.* BMJ 2001;322(7289):763-7.

Leibold, G. (1982). *Depressionen vorbeugen – lindern - heilen.* München:Humboldt.

Lenne, R. (1976). *Zeitkrankheit Depression – Die Überwindung von Niedergeschlagenheit, Angst und Traurigkeit.* München: Mosaik Verlag.

Reinhardt, C. et al. (2008). *Flow in der Sporttherapie der Depression- ein beanspruchungsorientierter Ansatz.* Bewegungstherapie und Gesundheitssport 24, 147-151.

S 3-Leitlinie: *Unipolare Depression.* 2009 Zugriff am 06.07.2009 unter http://www.versorgungsleitlinien.de.

Schäfer, U. (2001). *Depression im Erwachsenenalter – Ein kurzer Ratgeber für Betroffene und Angehörige.* Bern: Verlag Hans Huber.

Schmedt, G. (1993). *Sporttherapeutische Interventionen bei Depressionen. Konzeptentwicklung und Realisierungsstudien zur Integration verhaltenstherapeutischer und bewegungsbezogener Therapieansätze.* Marl: Verlag ist nicht erwähnt.

Sektion Rehabilitation und Behindertensport des Deutschen Sportärztebundes (1999). *Deutsche Zeitschrift für Sportmedizin Jahrgang 50,* 109-112.

Sjosten N, Kivela SL. *The effects of physical exercise on depressive symptoms among the aged: a systematic review.* Int J Geriatr Psychiatry 2006;21(5):410-8

Teychenne M, Ball K, Salmon J: *Associations between physical activity and depressive symptoms in women.* Int J Behav Nutr Phys Act 2008; 5: 27.

Thiels, C. (1998). *Das Selbsthilfeprogramm bei Depressionen – Neue Energien finden* (3.Auflage). Freiburg: Herder Verlag.

Tölle, R. (2003). *Depressionen – Erkennen und Behandeln* (2. durchg. Auflage). München: Verlag C.H. Beck

Rieder, H. (1978). *Bedeutung und Möglichkeiten der Anwendung von Sport bei Behinderten.* In: Deynet, G. (Hrgs.). *Sport und Bewegungstherapie in der Psychatrie.* Beiträge zur psychatrischen Weiterbildung und Forschung, Heft 5, 1978, S. 61-77.

Vitanet Online Gesundheitsportal, Zugriff am 22.06.2009 unter www.vitanet.de/gesundheit/nerven_psyche/depression.

Wagemaker, H. & Goldstein, L. (1980). The Runners High. In: Journal of Sports Medicine and Physical Fitness, 20 ,227-229.